结直肠癌
微创治疗技术

主编

王晓亮　朱建斌

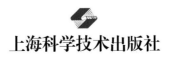

上海科学技术出版社

图书在版编目（CIP）数据

结直肠癌微创治疗技术 / 王晓亮，朱建斌主编. --
上海 ： 上海科学技术出版社，2021.1
ISBN 978-7-5478-5058-9

Ⅰ. ①结… Ⅱ. ①王… ②朱… Ⅲ. ①结肠癌－显微
外科学②直肠癌－显微外科学 Ⅳ. ①R730.5

中国版本图书馆CIP数据核字(2020)第158490号

结直肠癌微创治疗技术

主编　王晓亮　朱建斌

上海世纪出版(集团)有限公司
上海科学技术出版社　出版、发行
(上海钦州南路71号　邮政编码200235　www.sstp.cn)
山东韵杰文化科技有限公司印刷
开本 787×1092　1/16　印张 8.25
字数 140千字
2021年1月第1版　2021年1月第1次印刷
ISBN 978-7-5478-5058-9 / R·2166
定价：108.00元

内容提要

　　本书是学习结直肠癌微创治疗的入门书，系统而简明地介绍结直肠癌的外科微创手术、内镜下微创治疗技术和介入治疗技术，包括各种微创治疗手段的适应证与禁忌证、设备与器械、治疗过程、操作要点与技巧、并发症和处理等内容。本书条理清晰，辅以手术操作图片，能帮助读者整合肛肠外科、消化科、介入影像科的跨学科微创技术，快速领会结直肠癌微创治疗的技术要领，并将其综合应用于临床实践。

　　本书适合肛肠外科医师、研究生学习，同时可供消化内科与内镜科、介入影像科等相关科室医师参考。

主编简介

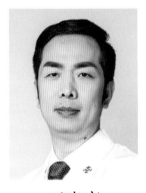

王晓亮

医学博士，留美博士后，硕士研究生导师。复旦大学附属中山医院青浦分院普外科学科带头人，普外科行政副主任。国家自然科学基金评审专家。从事普外科临床工作20年，擅长微创手术治疗肝、胆、脾、胰、胃肠肿瘤，以及胆石症、疝、甲状腺和乳腺疾病等普外科疾病的诊治。主持国家自然科学基金课题5项，并取得5项专利。作为第一作者及通讯作者发表SCI论文18篇，总影响因子74分，最高单篇影响因子18分。获省部级科技进步一等奖3项。入选"上海市浦江人才计划"。

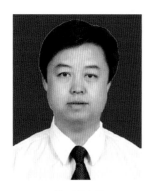

朱建斌

主任医师，内蒙古自治区乌海市人民医院副院长。中华医学会消化内镜学分会胰腺协作组委员，内蒙古自治区医师协会消化医师分会副会长，内蒙古自治区乌海市医学会消化内科消化内镜学分会主任委员。擅长各种内镜下治疗，如 ERCP、EST、ESD 等。

编者名单

主　编

王晓亮　朱建斌

副主编

潘小平　周兆海　王　霞　沈卫星　秦长江

编　者（以姓氏拼音排序）

布仁吉雅·内蒙古自治区国际蒙医医院

杜永哲·内蒙古自治区乌海市人民医院

雷海龙·内蒙古自治区乌海市人民医院

李　涛·上海交通大学医学院附属瑞金医院

李　燕·内蒙古自治区乌海市人民医院

李大鹏·上海交通大学附属第一人民医院

刘新育·复旦大学附属中山医院青浦分院

潘小平·内蒙古自治区国际蒙医医院

秦长江·河南大学淮河医院

沈卫星 · 复旦大学附属中山医院青浦分院

沈晓伟 · 复旦大学附属中山医院青浦分院

王　琛 · 内蒙古自治区乌海市人民医院

王　霞 · 内蒙古自治区乌海市人民医院

王晓亮 · 复旦大学附属中山医院青浦分院

吴光明 · 内蒙古自治区乌海市人民医院

张　明 · 内蒙古自治区乌海市人民医院

张　鑫 · 复旦大学附属中山医院青浦分院

周兆海 · 内蒙古自治区乌海市人民医院

朱建斌 · 内蒙古自治区乌海市人民医院

序

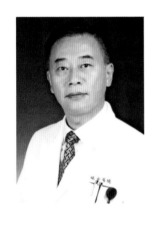

　　当今外科学发展的最大特点之一就是微创，它的目的是使患者创伤最小化和康复快速化。结直肠癌的微创治疗不仅仅指普外科的腹腔镜手术治疗，还包括消化科的内镜下治疗及介入科的介入治疗技术。目前出版的图书多从单个学科出发，阐述结直肠癌的微创治疗，鲜有将三类微创方法综合进行论述的。《结直肠癌微创治疗技术》邀请了三个不同学科的专家，将三类不同的微创技术融入一本书中进行探讨，全面展示了目前主流的结直肠癌微创治疗技术。全书结构完整、内容新颖、文笔流畅、图文并茂。书中有大量精美的手术图片，文图同步对照阅读，可使读者对手术操作界面以及相关解剖结构一目了然，有利于理解及记忆。本书涉及理论知识的描述简洁，重点讲解微创手术技巧及体会，更具有实战性。

　　本书编者团队具有丰富的结肠癌微创治疗经验，他们秉持认真严谨的风格，将自己的临床实践经验都毫无保留地写入了书中。本书对低年资医师微创操作能力的提高将有一定的帮助，对高年资医师微创手术实践也有一定的指导作用。

主任医师，博士研究生导师

上海交通大学医学院附属瑞金医院副院长

上海消化外科研究所副所长

上海交通大学医学院胰腺疾病研究所所长

上海交通大学医学院中法联合医学院执行院长

2020 年 8 月

前 言

　　结直肠癌的治疗进入了微创时代，除了腹腔镜结直肠癌根治术，消化内镜下的治疗及介入治疗也属于微创范畴，机器人手术也成为发展趋势。本书针对结直肠癌这一疾病，将外科腹腔镜手术、消化内镜治疗技术以及介入治疗技术融合在一起，全面地介绍结直肠癌的微创治疗方法，为临床医师多视角地掌握结直肠癌的微创治疗提供帮助。

　　本书重点介绍结直肠癌各种微创治疗技术的适应证、禁忌证、操作步骤、操作要点以及术后并发症的防治等，阐述了各类经典微创手术术式及其规范操作方法。本书理论阐述简洁，重点在手术操作技巧，贴近临床实践，更加实用，特别是对青年医师有一定的指导价值。操作步骤层次分明、言简意赅，语言通俗易懂，可以让广大的青年医师更快入门，在学习各类结直肠癌微创治疗方法的同时，尽量少走弯路，避免踏入各种"雷区"。手术需要的是一种立体思维，用冗长、枯燥的文字表述手术过程容易使读者倦怠，对于年轻医师又太过抽象，无法有效地帮助其提升手术技巧。相比之下，图片辅以文字说明的形式容易受广大读者的青睐。因此，本书精选了大量的资料图片及术中照片，每一张都经过专业、精心地设计处理，并配有详细的文字说明，让读者身临其境，充分了解手术各个步骤并感受主刀者操作的每一细节。

　　本书撰写的目的是为年轻胃肠专科医师提供轮转、专科培训和临床实践过程中的参考工具书。因此，本书从临床实践出发，在参阅了国内外经典著作以及相关资料的基础上，融合所有编者的临床操作经验，集体撰写、编著而成。由于近几年内镜技术以及介入治疗技术的崛起，这两种技术已逐步成为外科治疗的重要辅助手段，在部分疾病的治疗中甚至已逐步取代了开放手术。因此，本书涵盖了多学科的内容，包括结直肠疾病的腹腔镜外科手术治疗、内镜下治疗技术以及介入治疗，这对外科医师充分拓宽知识面、在临床中进行最优决策有重要作用，对于广大初中级外科医师乃至临床经验丰富的高级外科医师都有参考价值。

手术作为一门艺术，有众多不同的路径及方法。尽管本书由结直肠癌微创治疗领域经验丰富的专家撰写，但依然会存在某些不足，恳请广大读者指正。同时希望读者在阅读本书时认真思考，结合自己的临床经验、感悟，取长补短，形成自己的临床思维和手术操作习惯。

最后，感谢为此书的撰写付出努力的所有机构和个人，希望本书能让更多年轻医师获益。

编者

2020 年 8 月

目录

第一章
结直肠癌外科微创手术   001

第一节 · 概论   002

第二节 · 腹腔镜下右半结肠切除术   004

第三节 · 腹腔镜下左半结肠切除术   010

第四节 · 腹腔镜下乙状结肠切除术   016

第五节 · 腹腔镜下横结肠切除术   021

第六节 · 腹腔镜下全结肠切除术   025

第七节 · 腹腔镜下直肠癌根治术   029

第八节 · 机器人手术系统辅助结直肠癌根治术   035

第九节 · 结直肠癌外科微创手术新进展   039

第二章
结直肠癌内镜微创治疗技术   043

第一节 · 概论   044

第二节 · 电凝治疗   045

第三节·高频电切术及内镜下黏膜切除术　050

　　一、高频电切术　052

　　二、内镜下黏膜切除术　056

第四节·内镜下黏膜剥离术　062

第五节·内镜下其他肿物切除技术　070

第六节·肠道支架置入术　071

第七节·消化内镜在结直肠癌术前的辅助作用　075

第三章
结直肠癌介入治疗技术
079

第一节·概述　080

　　一、数字减影血管造影　080

　　二、超声　081

　　三、计算机体层成像　082

　　四、开放式磁共振　082

　　五、X线透视　083

　　六、内镜技术　084

第二节·常用的器材与对比剂　085

　　一、常用器材　085

　　二、对比剂　088

第三节·原位结直肠癌的介入治疗　090

　　一、血管内介入治疗　090

　　二、肠管内的介入治疗　096

第四节·结直肠癌转移灶的介入治疗　101

　　一、结直肠癌肝转移的介入治疗　101

　　二、结直肠癌腹腔转移的介入治疗　109

第五节·结直肠癌并发症的介入治疗　110

　　一、肠梗阻的介入治疗　110

　　二、癌性疼痛的腹腔神经阻滞治疗　114

第一章

结直肠癌
外科微创手术

第一节 · 概论

自从 1985 年 Eric Mühe 施行了第 1 例人腹腔镜胆囊切除术，腹腔镜技术，包括腹腔镜下阑尾切除术、脾切除术、肾切除术等，已经被广泛用于外科的各个领域。1991年，Jacobs 等人报道了在腹腔镜下手术治疗结肠非癌性疾病，如炎症性疾病、良性肿瘤、憩室等；1993 年，Guillon 等人报道了 59 例腹腔镜结直肠癌手术的初步经验并证明了技术上的可行性。因其能明显加快术后恢复及减少术后疼痛，腹腔镜下结直肠癌根治术已逐渐取代传统的开放手术，成为治疗结直肠疾病的首选术式。

随着外科理念的不断更新，腹腔镜技术在结直肠癌治疗中的优势也越来越明显。目前，全直肠系膜切除术（total mesorectal excision，TME）已成为直肠癌根治术的标准手术方式。与传统的开放手术相比，腹腔镜技术可以使手术者更清楚地进行直肠系膜的锐性分离，更容易往下分离至肛管。放大的手术图像和高清的手术视频使包括盆腔各神经丛及血管在内的术区周围神经血管显示得比肉眼直视更清楚。因此，腹腔镜技术的发展，让更多超低位的保肛手术成为可能。如今，各种消化道重建，包括 J 袋制作和吻合、应用双吻合器行超低位吻合、结肠肛管吻合等，均可被熟练地在腹腔镜下完成。可以说，腹腔镜下直肠癌保肛手术已不存在技术困难，腹腔镜技术完全可以满足在根治直肠癌的同时兼顾保肛的需求。

随着标准腹腔镜技术的日趋完善，多种新技术已在逐渐发展。单孔腹腔镜（图 1-1）

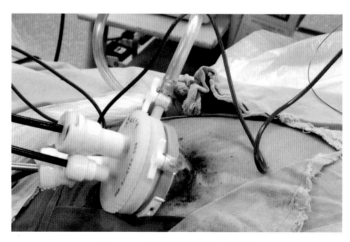

图 1-1　单孔腹腔镜操作示意图

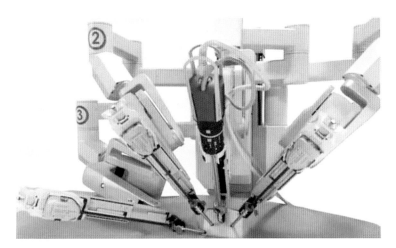

图 1-2 达芬奇机器人系统

以及达芬奇机器人手术系统（图 1-2）逐渐被国内外外科医师所接受。单孔腹腔镜由于其术后疼痛更轻、恢复更美观的特点，近几年发展得愈发快速，再加上单孔器械的不断改善，使得单孔腹腔镜下结直肠手术变得更加可行及安全。达芬奇机器人手术系统的引进，是促使微创外科向大型疑难手术拓展的一次飞跃。它不仅给术者带来极佳的三维视觉，而且其灵活、超自然的仿人手操作系统使得机械臂在镜下能更精细地操作（如缝合、打结），这让更多大型疑难手术的微创治疗成为可能。

第二节·腹腔镜下右半结肠切除术

概述

腹腔镜下根治性右半结肠切除术最初是在 20 世纪 90 年代提出的。目前，腹腔镜下右半结肠切除术已日渐成熟，临床上也已证实了使用该术式治疗右半结肠癌的安全性及有效性。腹腔镜下右半结肠切除术的手术入路主要包括中间入路、外侧入路以及尾侧入路。由于外侧入路是从腹壁游离结肠后进入筋膜间隙，最后再对右半结肠的血管予以处理，与恶性肿瘤手术"肿瘤无接触"原则相悖，故近年来主流且被积极推广的方式是采用中间入路，即以肠系膜下静脉或回结肠血管作为标志。且多种研究表明，中间入路方式出血量更少、手术时间较短、中转开腹率较低。本节中，笔者将主要介绍中间入路的腹腔镜下右半结肠切除术，以便初学的外科医师学习。

手术适应证及禁忌证

腹腔镜下右半结肠切除术可治疗多种病变，常见的适应证包括：结肠镜下无法切除的升结肠、盲肠息肉，升结肠、盲肠严重损伤，回结肠型肠套叠无法成功复位且伴肠坏死，升结肠、结肠肝曲、盲肠、阑尾的恶性肿瘤等，所有手术均需要切除回肠末端以及盲肠。其禁忌证包括：有严重主要脏器功能不全导致无法耐受全身麻醉以及腹腔镜手术、凝血机制障碍、结肠肿瘤合并妊娠、恶性肿瘤伴腹腔广泛转移、肿瘤穿孔伴腹膜炎、梗阻型结肠癌伴梗阻近端肠管明显扩张和腹胀以及结肠肿瘤侵犯小肠形成内瘘。

手术过程

1. 体位

（1）分腿体位：主刀者位于患者两腿之间，助手位于患者右侧，扶镜者位于患者左侧。该体位优点为有利于解剖肠系膜上静脉（SMV），缺点为手术者可能需要更换位置。

（2）患者平卧位，主刀站在其左侧，助手在其右侧。该体位有利于游离回盲部、升结肠及结肠肝曲，解剖 SMV 略困难。

2.穿刺孔布局

目前多采用 4 孔法或者 5 孔法。

3.手术步骤

（1）患者头低脚高约 15°、右侧抬高 10° 体位。入腹探查腹腔，辨认肠系膜下静脉、回结肠血管、十二指肠等解剖位置的投影，向上牵拉横结肠及系膜，向右下牵拉回盲部，有利于显示肠系膜上静脉走行，体型较瘦的患者可以看到淡蓝色肠系膜上静脉主干（图 1-3）。

（2）根据回盲部位置确定回结肠血管，在回结肠血管下方打开腹膜，拓展右结肠后间隙，沿回结肠血管向左，于其根部打开肠系膜上静脉血管鞘并在血管鞘内切断回结肠动、静脉，清扫第 3 站淋巴结（图 1-4 和图 1-5）。

（3）沿肠系膜上静脉向上分离，暴露、游离胃结肠干，显露其属支，并切断右结肠静脉及胃网膜右静脉。继续沿肠系膜上静脉主干向头侧游离至胰腺下缘，显露并确定结肠中血管根部及清扫平面。自该平面清扫结肠中血管根部淋巴结：根据肿瘤位置于结肠中血管根部或右支根部切断血管，清扫淋巴结（图 1-6 和图 1-7）。

（4）提起系膜，游离 Toldt 筋膜，沿右侧结肠后间隙向上分离胰头十二指肠前间隙，沿胰腺表面，穿透横结肠系膜根部（横结肠系膜前叶）进入胃网膜囊，并清扫胃网膜右动脉根部淋巴结、胃结肠韧带根部淋巴结、肝结肠韧带根部淋巴结；同时沿十二指肠前筋膜下方和 Toldt 筋膜向外侧拓展至侧腹膜处。

（5）助手将回盲部牵向左上方，将右半结肠向内侧翻转，打开侧腹膜，向上一直游离至结肠肝曲。

（6）于横结肠中部切开胃结肠韧带，于胃网膜血管弓内（结肠肝曲肿瘤）或血管弓外（回盲部肿瘤）切断胃结肠韧带、肝结肠韧带及结肠系膜，完全游离右半结肠（图 1-8）。

（7）上腹部正中小切口入腹，保护切口后将右半结肠及网膜取出，明确切除部位，距离盲肠 10～15 cm 及横结肠中段 1/2 处切断肠管及系膜、网膜，残端端-端吻合或直线切割吻合器侧-侧吻合。

（8）关闭切口，重建气腹，探查有无活动性出血，将吻合口下小肠牵出防止内疝，于右侧结肠旁沟放置引流管，经穿刺孔引出后逐层关闭切口。

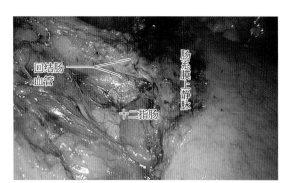
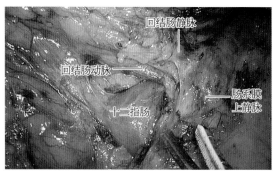

图 1-3 暴露肠系膜上静脉及回结肠血管　　　　图 1-4 暴露肠系膜上静脉及其属支

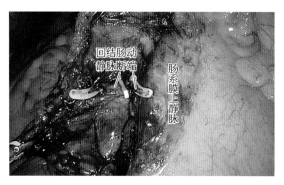

图 1-5 解剖并离断回结肠血管

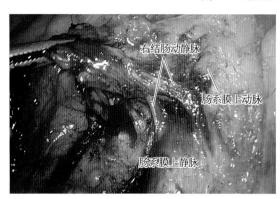
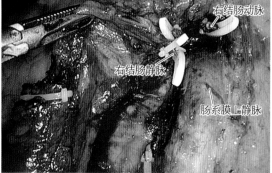

图 1-6 游离右结肠血管并离断

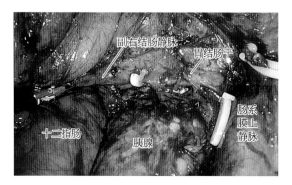

图 1-7 游离胃结肠干及其属支，离断副右结肠静脉

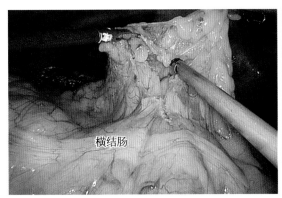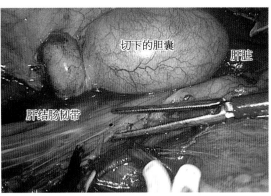

图 1-8 离断胃结肠韧带以及肝结肠韧带

▋ 操作要点以及手术技巧

1. 手术入路选择

常见入路有 3 种：中间入路、外侧入路及尾侧入路。

（1）中间入路：由右半结肠系膜血管根部开始解剖，由内向外游离系膜和右半结肠，适用于绝大多数腹腔镜下右半结肠癌根治术。其优势在于符合"无瘤手术"原则，便于解剖血管和根部淋巴结清扫，根据具体操作顺序不同又可以分为完全中间入路（以回结肠血管解剖投影为起点，以肠系膜上静脉为主线解剖血管）、联合中间入路（在中间入路基础上，打开胃结肠韧带，自上而下解剖结肠中血管及胃结肠干）和"翻页式"中间入路（以肠系膜上静脉为解剖主线，显露结肠系膜各血管分支，自左向右进入结肠后间隙）。肥胖患者，血管投影不清晰的患者操作较困难，一旦出血不易控制。

（2）外侧入路：由右结肠旁沟进入解剖间隙，由外向内先游离结肠和系膜，再处理右半结肠系膜血管。

（3）尾侧入路：从肠系膜根部右髂窝附着处切开，进入右结肠后间隙，向内、外及头侧拓展，离断结肠及其系膜。其优势在于以右侧肠系膜根部与后腹膜融合成的"黄白交界线"为入口，解剖标志明显，可准确进入右结肠后间隙，避免副损伤。尾侧入路操作时可以向右下提起阑尾，绷紧回结肠系膜，有利于显示血管轮廓。

2. 胃结肠干的变异及处理

胃结肠干（Helen 干）解剖变异较多，多数情况下是由右结肠静脉、胃网膜右静脉、胰十二指肠上前静脉汇合而成；但有时会有副右结肠静脉、结肠中静脉汇入。传统右半结肠切除术需要切断右结肠静脉。扩大右半结肠切除术要求切断右结肠静脉及胃网膜右静脉并清扫局部淋巴结，术中需保留胰十二指肠下前静脉。

胃结肠干血管粗短且壁薄，距离肠系膜上静脉主干较近，是右半结肠癌根治术中常见出血部位，且一旦出血较难控制，甚至会引起致命性出血。其属支中，胃网膜右静脉及右结肠静脉相对表浅而易于发现、识别；胰十二指肠上前静脉由胰腺实质内穿出后立即汇入胃结肠干，固定且活动度差。由于静脉壁薄，胃结肠干在手术牵拉过程中极易出血，如果止血不当，极易造成严重的肠系膜上静脉撕裂、出血。因此在裸化肠系膜上静脉至十二指肠水平段上缘水平时，应该警惕胃结肠干的存在。当出血、肥胖等因素影响视野时，不必强行沿肠系膜上静脉解剖显露胃结肠干，可掀起右结肠系膜，于胰头水平找到右结肠血管，沿右结肠血管向近心端解剖出胃结肠干。在离断右结肠静脉之后，可以看见紧贴胰腺表面走行的胃网膜右静脉，以及源于胰头部的胰十二指肠上前静脉。如果术中遇到胰十二指肠下前静脉出血，可于胃结肠干根部予以结扎。如果出血不易控制，尤其是在开展此手术的初期，应果断转开腹手术，以避免对患者造成进一步的致命损伤。

维持在右侧 Toldt 间隙内解剖，始终保持肾前筋膜的完整性是减少出血、避免损伤腹膜后器官的关键而有效的措施。肠系膜上静脉是右半结肠切除术中最重要的解剖学标志，是整个手术中解剖的主线。

3. 肠系膜根部的清扫技巧

肠系膜上静脉是手术的首选切入点。肠系膜上静脉回流支血管变异较多，回结肠血管位置相对恒定，回结肠血管与肠系膜上静脉夹角区域处解剖较疏松，容易解剖进入右侧结肠后间隙。此时可以显露十二指肠。十二指肠是重要的解剖标志，更适用于初学者。建议先分离胰十二指肠上前间隙和右侧 Toldt 间隙，以充分暴露肠系膜上静脉根部及回流支，如遇出血易于控制。

在筋膜间隙进行操作是手术能够顺利完成和保证肿瘤根治的必要条件，尤其在腹腔镜手术中作用更加明显。在肠系膜上静脉血管鞘内存在一个疏松的解剖间隙，在此间隙内操作可以将肠系膜上静脉完全骨骼化，有利于整块清扫第 3 站淋巴结，并减少术中出血及血管损伤。在助手的牵拉配合下，术者左手持分离钳，右手使用超声刀，弧形分离钳伸入肠系膜上静脉血管鞘内，沿血管表面钝性分离，超声刀非工作刀头进入钳口内，从血管鞘膜内切开系膜，层次清晰。术中应注意血管变异，避免损伤。

术后并发症及其防治

1.吻合口漏

吻合口漏是腹腔镜下右半结肠切除术后较严重的并发症，其发生率一般在4%以下。若为较小的漏口，能局限包裹，则可保守治疗；若漏口较大，则需剖腹探查，行再吻合术或者回肠末端造瘘术。

2.吻合口狭窄

术后吻合口狭窄通常是术后肠壁水肿引起的吻合口相对狭窄，表现为不完全性肠梗阻。出现症状后主要通过保守治疗，包括全胃肠外营养支持、禁食以及胃肠减压，并告知患者需要有足够的耐心。若非诊断为完全性肠梗阻，一般不需剖腹探查。

3.术后切口感染

腹腔镜下右半结肠切除术最后需经腹部小切口拖出标本，术中可选择切口保护套保护伤口，避免肠液或者肠内容物污染伤口。

4.穿刺孔相关并发症

对于大于1 cm的穿刺孔需全层缝合，避免术后发生穿刺孔疝；对于术中发现肿瘤已侵犯浆膜层的患者，手术结束关闭气腹时，应缓慢放气，避免气腹快速降低而将潜在的肿瘤细胞冲出穿刺孔，引起穿刺孔转移瘤。

第三节 · 腹腔镜下左半结肠切除术

概述

腹腔镜结肠癌手术目前已经成为一种发展趋势。左半结肠解剖复杂、涉及范围广，包括淋巴结清扫、结肠脾曲游离在内的技术难度较大。腹腔镜下左半结肠切除术的范围包括乙状结肠、降结肠、结肠脾曲、左半横结肠及对应系膜。本节将详细介绍中间入路的腹腔镜下左半结肠切除术，并重点解析结肠脾曲游离技巧，以供年轻外科医师学习。

手术适应证及禁忌证

腹腔镜下左半结肠切除术主要适用于结肠脾曲、降结肠及乙状结肠部位的肿瘤，乙状结肠扭转伴血液循环障碍，降结肠、乙状结肠等多发憩室。其禁忌证主要包括：严重主要脏器功能不全导致无法耐受全身麻醉以及腹腔镜手术、凝血机制障碍、结肠肿瘤合并妊娠、恶性肿瘤伴腹腔广泛转移、腹腔严重粘连，此外左半结肠病变合并梗阻及坏死不宜一期切除。

手术过程

1. 体位

通常采用平卧分腿位或改良截石位，应选择头低左侧肢体抬高的体位。

2. 穿刺孔布局

见图 1-9。

3. 手术步骤

（1）助手提起并展开乙状结肠系膜，于骶骨岬上方乙状结肠系膜黄白交界处切开腹膜，沿 Toldt 间隙的疏松组织进入左结肠后间隙，沿左结肠后间隙向左侧分离、显露后

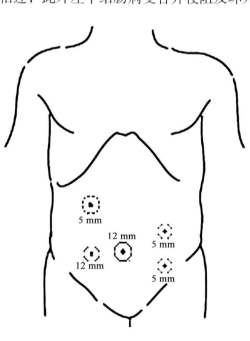

图 1-9　穿刺孔位置

腹膜平面，暴露、保护左侧输尿管及生殖血管（图 1-10）。

（2）沿 Toldt 间隙在腹主动脉表面向头侧拓展，在左、右髂血管分叉处上方约 4 cm 显露肠系膜下动脉根部，清扫局部第 253 组淋巴结（肠系膜下动脉起始部与左结肠动脉间淋巴结）。沿肠系膜下动脉血管鞘向远侧分离，分离出左结肠血管及乙状结肠血管，从根部切断并清扫局部淋巴结，保留直肠上动脉主干（图 1-11）。

（3）沿 Toldt 间隙继续向头侧游离，在空肠起始段左侧，于根部切断肠系膜下静脉主干。继续向上游离，于胰腺下缘切开横结肠系膜进入小网膜囊，辨别并清扫结肠中血管根部淋巴结，切断左支血管（图 1-12）。

（4）沿 Toldt 间隙向外侧扩展至侧腹膜，上至胰腺表面及脾下极，下至直肠上段（图 1-13）。

（5）助手用肠钳或无损伤抓钳将乙状结肠、降结肠向右侧展开，沿降结肠沟黄白交界处打开侧腹膜，向上延续至结肠脾曲，向下延续至直肠与乙状结肠交界处。与内侧游离的 Toldt 间隙贯通，逐步游离结肠脾曲（图 1-14）。

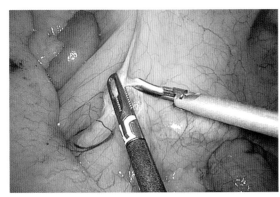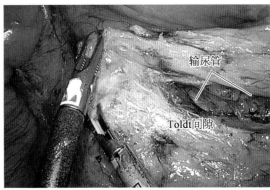

图 1-10 于乙状结肠系膜黄白交界处（Monk 白线）切开腹膜

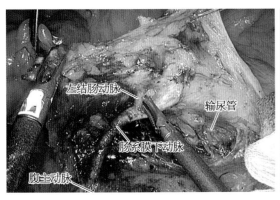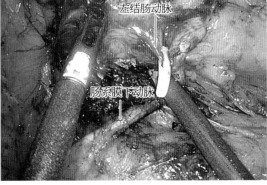

图 1-11 游离肠系膜下动脉并离断左结肠动脉

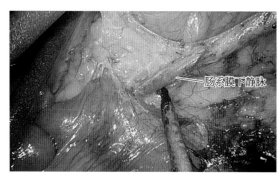
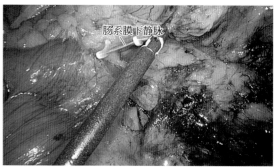

图 1-12 游离肠系膜下静脉并离断

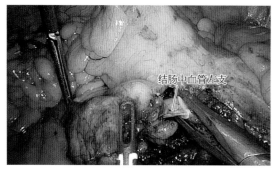

图 1-13 离断结肠中血管左支

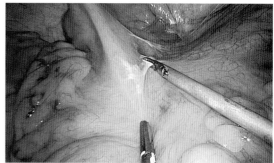

图 1-14 切开左半结肠外侧 Monk 白线，向上、向下游离

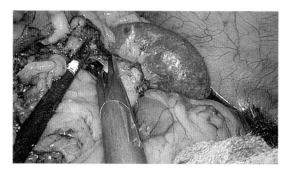

图 1-15 游离结肠脾曲

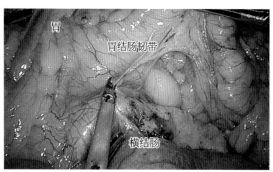
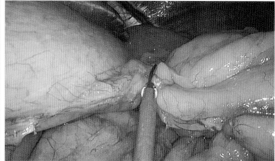

图 1-16 向左侧离断胃结肠韧带至脾曲

（6）将横结肠向下牵拉，于横结肠中段向左逐步切断胃结肠韧带，与已游离的结肠脾曲延续贯通，彻底游离左半结肠（图 1-15 和图 1-16）。

（7）于上腹部做纵行小切口入腹，保护切口后将左半结肠及网膜取出，明确切除部位，切断距离肿瘤 10 cm 的肠管及系膜，横结肠与乙状结肠端-端吻合或使用吻合器端-侧吻合或直线切割吻合器侧-侧吻合。

（8）关闭切口，重建气腹，探查有无活动性出血，将吻合口下小肠牵出防止内疝，于结肠旁沟置引流管经穿刺孔引出后逐层关闭切口。

■ 操作要点以及手术技巧

1. 手术入路的选择

腹腔镜下左半结肠切除术目前有三种入路。手术中需要根据情况将三种方式联合应用，采取"三路包抄"的方式，以中间入路为主，将三种入路进行融合，分三步解决结肠脾曲的游离困难，降低脾曲游离的难度。

（1）中间入路：由左半结肠系膜血管根部开始解剖，由内向外游离系膜和左半结肠。这是目前最常用的手术方式，也是最符合肿瘤根治原则的手术方式。其优点是手术视野清晰，分离胰腺下缘更为容易，且更有利于辨别输尿管解剖层次，在进入 Toldt 间隙后，可清晰显露输尿管，从而有效防止输尿管损伤。更重要的是，在此操作过程中，可更安全地离断肠系膜下动脉根部或左结肠血管，达到更彻底的肿瘤根治。

（2）外侧入路：由左结肠旁沟进入解剖间隙，由外向内先游离结肠和系膜，再处理左半结肠系膜血管。该入路与传统开腹手术径路相似，对于有丰富的开腹左半结肠手术经验并尝试腹腔镜手术的外科医师较为适用，但缺点是初学者在解剖系膜时易误入肾后间隙。

（3）前入路：打开左侧胃结肠韧带起始部，于胰腺下缘切开横结肠系膜，进入左侧横结肠后间隙，再由中间处理肠系膜下血管及其分支，从外侧打开左侧结肠旁沟。其优点是打开胃结肠韧带后，即可进一步分离结肠脾曲，且有利于后续手术视野的暴露。前入路的术中总体并发症发生率最低，术中脾脏和胰腺显露较为清晰，损伤较少。

2. 解剖间隙及结肠脾曲游离技巧

（1）解剖间隙的选择：左侧 Toldt 筋膜和 Gerota 筋膜之间的 Toldt 间隙是左半结肠切除术中的重要平面，结肠脾曲游离就是在这个层面中进行的。游离过浅不符合肿瘤的整体切除原则，容易损伤系膜血管；过深则会剥离左肾筋膜前叶，容易损伤生殖血管及输尿管。在 Toldt 间隙内进行操作，出血少，可避免损伤肾脏、输尿管、生殖血管、自主神经及胰腺；同时保留了结肠系膜的完整性，保证完整肿瘤切除。

（2）结肠脾曲游离：结肠脾曲游离基本分三个步骤。首先从中间入路进入 Toldt 间隙，扩展到达胰腺下缘后，打开降结肠系膜，进入小网膜囊，将降结肠系膜完整地从胰腺表面游离开。其次从乙状结肠外侧与左侧腹壁的粘连带开始切开 Toldt 线，与内侧的 Toldt 间隙贯通，依次游离乙状结肠及降结肠。最后，自横结肠上方离断胃结肠韧带，沿胃大弯弓向左侧分离至结肠脾曲，与第 1、2 步分离间隙贯通，同时牵拉横结肠及降结肠，在一定张力下可以暴露脾结肠韧带，并于指示下切断位置最深的脾结肠韧带，完整游离结肠脾曲。结肠脾曲位置较高，手术操作困难时，可以在右上腹增加一个套管，有利于结肠脾曲的操作。脾脏血供丰富，脾结肠韧带内有较多细小的血管分支，牵拉及处理时容易引起出血。由于结肠脾曲位置较深，有时难以明确出血点，因此对结肠脾曲的牵拉要轻柔，避免撕裂脾包膜，可用超声刀慢凝切断韧带。较小的出血可以通过纱布压迫止血，或在暴露良好的情况下，一手持吸引器，一手持电凝棒，直视下发现出血部位时使用电凝止血或血管夹夹闭，切忌在未看到明确出血部位时盲目电凝或用超声刀止血，以免引起更大的出血，甚至被迫行脾脏切除。

3. 重要血管标志

引导手术操作的重要血管标志为肠系膜下动脉及肠系膜下静脉，而寻找肠系膜下动脉的重要标志为骶岬，它位于盆腔最突出部位，通常自此处切开乙状结肠系膜黄白交界处进入 Toldt 间隙。

4. 淋巴结清扫

目前 D3 清扫应用于结肠癌根治术已无争议。对于左半结肠切除术，因肿瘤部位不同，肿瘤供应血管及相应回流血管也不尽相同，故不同部位肿瘤的淋巴结清扫范围也有所不同，并存在一定争议。当肿瘤位于横结肠时，肿瘤供血动脉多为结肠中动脉的左支，其相应的第 3 站淋巴结为结肠中血管根部淋巴结，因此 D3 清扫应有必要清扫结肠中血管根部（第 223 组）淋巴结。降结肠癌的供血动脉多为肠系膜下动脉发出的左结肠血管，因此其第 3 站淋巴结为位于肠系膜下动脉根部的第 253 组淋巴结，手术有必要清扫该组淋巴结。乙状结肠癌供血动脉多为左结肠动脉或乙状结肠动脉，因此也有必要清扫第 253 组淋巴结。对于胃网膜（第 204 组）淋巴结是否需要清扫目前仍有争议。有学者建议，肿瘤位于结肠脾曲时，可弓内离断胃网膜血管，清扫第 204 组淋巴结；但第 204 组淋巴结在降结肠肿瘤中转移概率极低，故一般对于降结肠肿瘤不常规进行清扫。

术后并发症及其防治

1. 吻合口漏

是最严重的并发症。常规左半结肠切除术后，吻合口漏预期发生率＜4%。如果漏口较小可被包裹起来，可以采用保守观察的方式治疗；若吻合口漏较大，出现明显的腹膜炎和弥漫性粪汁污染时，需要行剖腹探查。

2. 深静脉血栓

早期叮嘱患者下床走动可有效预防深静脉血栓形成。此外，术后早期使用低分子肝素或者依诺肝素抗凝，对预防深静脉血栓也有较大的帮助。

3. 手术部位感染

腹腔镜下左半结肠切除术最后需经腹部小切口拖出标本，预计发生伤口感染率可达8%左右。严格注意避免溢出物和保护伤口理论上可以减少伤口部位的感染。

4. 术后肠梗阻

术后肠梗阻主要由肠麻痹引起。如果患者出现恶心、呕吐、腹胀等症状，静脉止吐药物治疗无效，则应让患者继续禁食，并留置胃管。

第四节 · 腹腔镜下乙状结肠切除术

◎ 概述 ◎

以腹腔镜为代表的微创技术的临床应用使结肠癌的治疗进入微创时代。因具有创伤小、恢复快的优点，腹腔镜下乙状结肠切除术可以说是结肠切除术的入门级手术。本节内容主要以中间到外侧路径详细介绍腹腔镜下乙状结肠切除术，并针对其要点进行解析，以便年轻的结直肠外科医师学习。

◎ 手术适应证及禁忌证 ◎

腹腔镜下乙状结肠切除术主要适用于乙状结肠良、恶性肿瘤，乙状结肠扭转伴血液循环障碍及乙状结肠多发憩室等。其禁忌证主要包括：有严重主要脏器功能不全导致无法耐受全身麻醉以及腹腔镜手术、凝血机制障碍、结肠肿瘤合并妊娠、恶性肿瘤伴腹腔广泛转移、腹腔严重粘连、乙状结肠病变合并梗阻及坏死等，以上情况均不宜一期切除。

◎ 手术步骤 ◎

1.体位

患者取膀胱截石位，头低脚高 30°，左侧肢体抬高约 10°。

2.穿刺孔布局

可参考腹腔镜下左半结肠切除术。

3.手术过程

（1）提起并展开乙状结肠系膜，于骶骨岬上方乙状结肠系膜黄白交界处切开腹膜（图 1-17）。

（2）沿间隙在腹主动脉表面向头侧拓展，向上跨过右侧髂总动脉至腹主动脉右前方，最后到达肠系膜下动脉根部上方。向下沿该切除线打开乙状结肠系膜根部内侧的浆膜，直至直肠右侧的侧腹膜。继续向上分离，仔细寻找并进入 Toldt 间隙，向下分离进入盆腔脏、壁层筋膜间隙，同时向外侧稍做推进后，提起直肠上动脉，自根部解剖肠系膜下动脉。在左、右髂血管分叉上方约 4 cm 处显露肠系膜下动脉根部，自根部切断肠系膜下动脉主干（肿瘤位于乙状结肠上段或乙状结肠较长时，可切断左结肠血管及乙状结肠血管，保留直肠上动脉），清扫系膜根部第 253 组淋巴结（图 1-18）。

（3）同一平面距离肠系膜下动脉头侧段约 1.5 cm 处游离、切断肠系膜下静脉，进入 Toldt 间隙，沿乙状结肠后间隙的疏松组织向左侧分离显露后腹膜平面，暴露左侧腰大肌、左侧髂总动脉及其上方跨越的左侧输尿管及生殖血管（图 1-19）。

（4）于乙状结肠外侧 Monk 白线切开侧腹膜，与内侧游离的 Toldt 间隙贯通，期间注意避免损伤输尿管及生殖血管（图 1-20）。

（5）沿 Toldt 间隙向上游离至降结肠，向下游离至直肠后间隙至直肠中上段。如乙状结肠较短或因肿瘤位置关系，必要时要继续向下游离直肠上段系膜，打开腹膜返折；或离断结肠脾曲韧带和胃结肠韧带，以保证足够明确的远端切除位置。于远端距离肿瘤 10 cm 处裸化肠管，直线切割吻合器切断肠管。

（6）明确近端切除部位后，自乙状结肠系膜根部至肠管裁剪乙状结肠系膜至肠管。

（7）下腹正中小切口入腹，切口保护套保护切口后，将游离好的乙状结肠提出腹腔外，于肿瘤近端约 10 cm 处切断肠管，移除包括肿瘤、两端肠管及其系膜、淋巴组织在内的标本。残端置入管状吻合器钉盏头后还纳入腹腔。暂时关闭切口，重建气腹。充分扩肛，碘伏或生理盐水冲洗直肠下段，经肛门置入管状吻合器手柄，中心杆经直肠残端穿刺进入腹腔后，与近端结肠对接后击发吻合（图 1-21）。

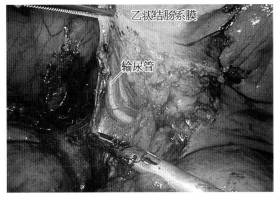

图 1-17 乙状结肠系膜黄白交界处切开腹膜，进入 Toldt 间隙

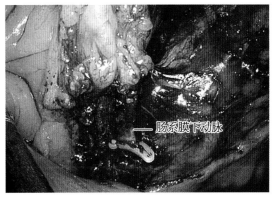

图 1-18 游离并离断肠系膜下动脉

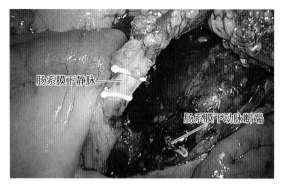

图 1-19 游离并离断肠系膜下静脉

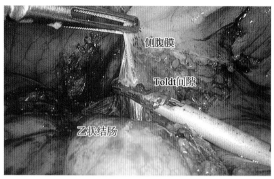

图 1-20 切开乙状结肠外侧 Monk 白线，进入外侧 Toldt 间隙

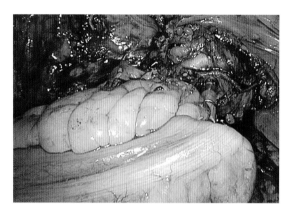

图 1-21 左半结肠与直肠行端-端吻合术

操作要点及手术技巧

1. 乙状结肠血供特点及术中注意事项

直肠上动脉为终末支，分出左结肠动脉后，发出若干乙状结肠支，吻合成多级血管弓。乙状结肠血供主要源于肠系膜下动脉的分支——乙状结肠动脉，以及结肠边缘动脉。结肠边缘动脉与肠壁的距离在不同结肠部位也有所不同，降结肠边缘动脉距离肠壁 2～5 cm，乙状结肠为 5～12 cm，在游离系膜时应注意防止边缘动脉损伤。另外，在肠系膜下动脉及左结肠动脉升支之间存在交通动脉血管——Riolan 弓，部分人 Riolan 弓缺失，Riolan 弓对改善结肠肠壁的侧支血供有一定意义。Riolan 弓或结肠脾曲边缘血管弓缺如的患者在低位结扎肠系膜下动脉后可能会造成降结肠襻缺血坏死。另外，在乙状结肠动脉最下分支及直肠上动脉之间的区域为 Sudeck 危险区，部分患者该区域内没有血管吻合支，因此切断肠系膜下动脉主干后容易引起近段肠管的缺血，增加吻合口漏的发生率。因此，在术前建议行 CTA 血管成像，了解结肠血供及侧支循环状况。术中辨

认左结肠动脉的分支点，清扫根部淋巴结后沿肠系膜下动脉主干游离，结扎左结肠动脉及乙状结肠动脉的第1、2支，保留肠系膜下动脉主干及延续的直肠上动脉，避免损伤血管弓，可以有效保障近端血供。术中一旦发现血供障碍，首先放松对结肠系膜的牵拉，温盐水纱布湿敷，观察血供有无改善，如果仍然缺血，切不可存侥幸心理，应切除坏死肠段、完全游离结肠脾曲后，保证无张力吻合，必要时可近端预防性造瘘。

2. 盆腔神经功能的保留

盆腔自主神经主要由交感神经和副交感神经构成。以骶骨岬水平为分界线，骶骨岬水平以上主要为交感神经，主要支配射精冲动传导，包括腹主动脉丛、肠系膜下丛、上腹下丛。上腹下丛于骶骨岬水平呈倒V型向下延伸为腹下神经，沿两侧输尿管内侧约2 cm下行。骶骨岬水平以下则有副交感神经的加入，与腹下神经共同形成下腹下丛，即盆丛。乙状结肠癌手术区域中主要会遇到肠系膜下丛及上腹下丛的盆腔神经。来自交感神经的腹主动脉丛左、右干下行，在第3腰椎水平、腹主动脉前方与内脏神经汇合，包绕肠系膜下动脉根部，形成肠系膜下丛。上腹下丛位于腹主动脉分叉处、左髂总静脉和骶正中血管以及第5腰椎和骶岬的前方，其与肠系膜下动脉及其周围的肠系膜下丛之间有疏松结缔组织，可较容易地将它们分离，是术中的天然操作窗。

进入正确的解剖间隙和一定的肠系膜下动脉牵引张力有助于减少神经的损伤。首先，切开乙状结肠系膜后继续向尾侧游离，直至进入正确的直肠后间隙并越过中线后，再转向头侧游离、拓展间隙，在直视下进行锐性分离，注意辨认上腹下丛和腹下神经，一旦感觉组织变得致密，应立即停止操作，仔细辨认是否在正确平面。若发现神经丛随乙状结肠系膜被牵起，则需靠近直肠上动脉操作，将神经推向背侧，确保在正确平面游离，防止误损伤神经。其次，游离至肠系膜下动脉根部上方至少2 cm，显露腹主动脉前方筋膜，以便充分显露血管根部。随后向头侧拓展Toldt间隙至血管根部，仔细辨认可见包绕肠系膜下动脉的致密网状神经组织。该组织通常与血管主干间有一潜在的间隙，顺着此间隙用超声刀轻轻将网状纤维样组织往下推、裸化肠系膜下动脉根部，可避免损伤肠系膜下丛神经，这样既能彻底清扫根部淋巴结，又可以最大限度保护神经。

建议术中全程游离、暴露输尿管，防止损伤。输尿管腹段上部的行程靠近中线，下部逐渐走向外下侧，位于生殖血管内侧，在髂血管上方跨越血管，在入盆段则紧靠直肠系膜。术中难以分辨时可以采用无创器械适度钳夹，输尿管壁为平滑肌组织，受刺激后可见蠕动，可以与附近生殖血管及输精管等相鉴别。有两处应警惕输尿管损伤：一是游离乙状结肠侧韧带时平面过深，将输尿管带入引起损伤，二是在输尿管入盆段紧邻直肠系膜处容易损伤。术中应在进入 Toldt 间隙后，在输尿管表面拓展、分离，在直视下全程暴露输尿管；或在内侧 Toldt 间隙游离好后，在间隙内输尿管上方填塞一块腔镜纱布，再转向外侧游离侧腹膜，可以有效避免输尿管损伤。

3. 吻合方式的选择

根据肿瘤部位及吻合口与肛门的距离采取合适的吻合方式。通常吻合口距离肛门在 20 cm 以内，可以以管状吻合器经肛门行端-端吻合；如果吻合口位于乙状结肠中上段，距离肛门超过 20 cm，经肛门端-端吻合有一定难度，可以在保证吻合口血供及无张力的前提下，使用直线切割吻合器行侧-侧吻合，或经腹腔肠管端-侧吻合或手工吻合。

■ 术后并发症及其防治

腹腔镜下乙状结肠切除术后并发症与腹腔镜下左半结肠切除术相似，主要有以下几种。

1. 吻合口漏

是最严重的并发症。常规乙状结肠切除术后，吻合口漏预期发生率< 4%。如果漏口较小，可被包裹起来，可以采用保守观察的方式治疗；若吻合口漏较大，出现明显的腹膜炎和弥漫性粪汁污染时，需要剖腹探查。

2. 深静脉血栓

早期叮嘱患者下床走动可有效预防深静脉血栓形成。此外，术后早期使用低分子肝素或者依诺肝素抗凝，对预防深静脉血栓也有较大的帮助。

3. 手术部位感染

腹腔镜下乙状结肠切除术最后需经腹部小切口拖出标本，预计发生伤口感染率可达 8% 左右。严格注意避免溢出物和保护伤口理论上可以减少伤口部位的感染。

4. 术后肠梗阻

术后肠梗阻主要由肠麻痹引起。如果患者出现恶心、呕吐、腹胀等症状，静脉止吐药物治疗无效，则应让患者继续禁食，并留置胃管。

第五节·腹腔镜下横结肠切除术

概述

单纯横结肠切除术是一种较为少见的手术方式,如果外科医生计划行单独的横结肠切除术或者将其作为结肠切除术的一部分,那么了解横结肠的解剖机构及术中可能出现的问题是必需的。

手术适应证及禁忌证

腹腔镜下横结肠切除术的适应证主要包括横结肠癌、克罗恩病和节段性横结肠缺血。然而在大多数情况下,这些疾病首选回肠末端和远端结肠相吻合的扩大右半结肠切除术。

手术步骤

根据肿瘤的具体位置不同,横结肠癌的手术方式也有所变化。右侧横结肠癌需采用右半结肠癌根治性切除术处理,左侧横结肠癌采用左半结肠癌根治性切除术处理,而中段横结肠癌则需做横结肠癌根治性切除术。横结肠癌根治性切除术切除范围包括横结肠大部及其附着的大网膜、横结肠系膜及其动脉分布区域的淋巴组织,并需在根部结扎结肠中动脉,根据部位可能需要清扫第 4 d 组、第 4sb 组及第 6 组淋巴结。

单独横结肠切除术的手术过程通常包括以下步骤。

1. 体位

采用气管内插管全身麻醉,患者取仰卧位,双腿分开 30°～45°,头高足低位 15°～20°,并可根据手术需要而调节手术台倾斜方向和角度。术者分离右半胃结肠韧带时站于患者左侧,分离左半胃结肠韧带时则站于患者右侧,持腹腔镜者站于患者两腿间,另一助手站于术者对侧。

2. 穿刺孔布局

一般采用 4 孔法。脐下 10 mm 戳孔放置镜头,右中腹 10 mm 戳孔,左中腹 10～12 mm

戳孔，剑突与脐间 5 mm 戳孔。可根据肿瘤位置调整穿刺部位，并根据实际情况调换超声刀及操作钳甚至腹腔镜的位置。

3. 探查

置入腹腔镜探查腹腔，了解病变的位置、大小及其与周围器官的关系，了解淋巴结转移情况及其他脏器的情况，以确定肠管切除的范围。

4. 游离横结肠

沿胃大弯网膜血管弓下方切开右侧胃结肠韧带，松解结肠肝曲（图 1-22），注意勿损伤十二指肠及胆管。切开左侧胃结肠韧带（图 1-23），松解结肠脾曲（图 1-24），提起横结肠，辨认横结肠系膜的血管，分离横结肠系膜根部，在结肠中动脉根部上钛夹后予切断，并切断横结肠系膜。

5. 取出病变肠段

腹部行小切口，用切口保护套保护切口后取出已游离的病变肠段。

6. 切除吻合

在体外，于距肿瘤 10～15 cm 处切除肠段，并行肠管端-端吻合，缝合、关闭肠

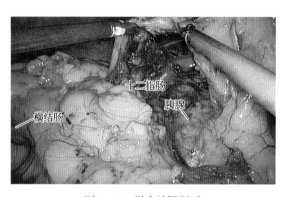

图 1-22　游离结肠肝区

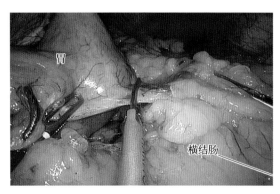

图 1-23　离断左侧胃结肠韧带

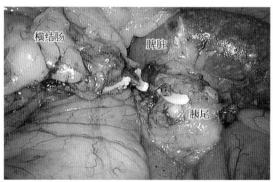

图 1-24　游离结肠脾曲

系膜裂孔。

7.缝合穿刺孔

肠管吻合后，肠段回纳腹腔，缝合小切口，重建气腹，检查腹腔内有无出血，冲洗腹腔，放置引流，取出套管，皮下缝合穿刺孔。

操作要点及手术技巧

1.横结肠全系膜切除的手术入路

横结肠全系膜切除有两种手术入路，即肠系膜上静脉入路与左胰腺下缘入路。肠系膜上静脉入路是最常用的入路，具体方式同右半结肠根治术的中间入路：沿肠系膜上静脉主干解剖并寻至结肠中静脉及动脉，进入解剖间隙。第二种入路即首先切开横结肠系膜根部屈氏韧带处后腹膜，暴露左胰体下缘，进一步向中间解剖显露肠系膜上动、静脉及结肠中血管，进入外科平面，随后于结肠中动、静脉根部离断、清扫系膜根部淋巴结。

2.横结肠癌术中难点及关键

术中难点及关键仍然是肠系膜上静脉，结肠中动、静脉及胃结肠干的解剖及相应淋巴结的清扫。结肠血管的变异性较大，尤以结肠中动脉、右结肠动脉以及胃结肠干更明显，这给术中淋巴结清扫以及血管离断带来较大难度，也是引起术中误伤及出血甚至中转开腹手术的主要原因。建议在术中于术野旁放置小纱条，使用超声刀非工作面贴近血管，遇细小血管分支时采用超声刀慢慢切割，若出血点难以看清时以小纱条压迫数分钟也可止血。肠系膜上静脉、胃结肠干的具体手术技巧参见右半结肠切除术。

3.横结肠癌的淋巴结清扫范围

结肠癌淋巴结转移的第1站是肠旁淋巴结，其转移范围距肿瘤10 cm以内。第2、3站分别为沿着供养动脉走行分布的系膜淋巴结和沿肠系膜上、下动脉周围分布的血管根部淋巴结。中段横结肠癌除了沿血管根部淋巴结由外周向中心转移外，还常向侧方的其他淋巴途径发生转移，应将上述淋巴结也予以切除。

4.淋巴结清扫注意事项

手术操作中需要在结肠中动脉根部结扎切断以完成第3站淋巴结清扫。对于尚未侵及浆膜层的较早期横结肠癌，可于胃网膜血管弓外处理胃结肠韧带，行胃网膜右动脉根部淋巴结清扫后，保留胃网膜右动脉。如果病期较晚，肿瘤侵犯浆膜层，则需于胃网膜右动脉根部结扎离断，除清扫第6组淋巴结以外，还要于胃网膜血管弓内切除胃网膜左、右血管及全部大网膜，清扫大弯侧、幽门下和脾门的淋巴结，清扫第4 d，4sb组淋巴结，如结肠中动脉根部淋巴结已有转移，还应向上清扫肠系膜上动脉根部的淋巴结，以保证彻底切除肿瘤。

5. 横结肠游离及吻合

结肠癌切除时需要将病变两侧的横结肠肠襻做较广泛的切除，切除后行结肠吻合时，需保证吻合无张力，不压迫周围肠管，因此需要游离较长的肠段。对于部分近横结肠肝区肿瘤的患者，如横结肠相对较长，左侧分离时在离断脾结肠韧带后，可以游离结肠脾曲达到肠管切除吻合的要求。但多数横结肠肿瘤，尤其是靠近中段的肿瘤，在术中需充分切开左、右侧 Toldt 线的中上部，充分游离左、右两侧的结肠肝曲、结肠脾曲，才能保证两侧切缘充足，吻合肠管无张力。游离结肠脾曲时切记牵拉轻柔，避免脾脏包膜撕裂引起出血（结肠脾曲游离技巧见本章第三节"腹腔镜下左半结肠切除术"）。对于肠管长者，直接吻合无张力，可以采用端–端或端–侧吻合，在吻合时还需注意保证十二指肠空肠曲处肠管不受压，如吻合后十二指肠空肠曲受压，可以通过松解屈氏韧带减轻吻合口对空肠的压迫。在较肥胖的患者或者肠襻较为粗短的患者，肠管直接吻合有较大张力，为了减少吻合时的张力及对小肠的压迫，可以在小肠系膜根部做小切口，将待吻合的结肠穿过小肠系膜根部后进行吻合，以减少张力及对空肠的压迫。

▮ 术后并发症及其防治 ▮

术后并发症主要包括：吻合口漏、吻合口狭窄、出血、副损伤（如肠管、输尿管、肠系膜上静脉损伤等）、肠梗阻、腹腔脓肿、切口感染、呼吸系统感染、穿刺孔疝、穿刺孔转移等。

第六节·腹腔镜下全结肠切除术

概述

全结直肠切除术需一次性分离直肠、乙状结肠、降结肠、横结肠、升结肠，手术平面多、范围大，特别是结肠脾曲和结肠肝曲解剖困难。因此，充分认识术中的外科层面和血管解剖至关重要，否则有损伤血管导致大出血的可能，严重者甚至可导致患者死亡。正因手术风险高、难度大，故以往均由经验丰富的高级别医生行已成熟的开腹手术治疗。近年来，随着腹腔镜的广泛开展与推广应用，手术技术不断提高，该手术已在腹腔镜下逐渐开展。与传统开腹结直肠手术比较，腹腔镜手术具有微创、美观、安全、有效等优势，已被越来越多的外科医生认可和接受。1992年有学者完成了首例腹腔镜下全结肠手术和腹腔镜下腹-会阴联合直肠癌根治术。随着技术的改进和术者经验的积累，目前腹腔镜下全结直肠切除治疗已逐步开展并得到推广应用。相关研究证实，与开腹手术比较，腹腔镜手术可达到相似的疗效，在术后胃肠道恢复时间、平均住院时间、腹腔感染及粘连等并发症发生率方面明显优于开腹手术。

手术适应证及禁忌证

腹腔镜下全结肠切除术适应证主要有：结肠慢传输障碍、暴发性结肠炎（包括克罗恩病、溃疡性结肠炎、感染性肠炎等）、家族性腺瘤性息肉病（不累及直肠或直肠病变轻者）、遗传性非息肉性大肠癌、多原发性结肠癌。其禁忌证主要包括：有严重主要脏器功能不全导致无法耐受全身麻醉以及腹腔镜手术，血液病及凝血机制障碍，合并妊娠，恶性肿瘤伴腹腔广泛转移，急性梗阻、穿孔等。

手术步骤

具体手术步骤应综合腹腔镜下右半结肠、横结肠、左半结肠以及乙状结肠切除术。

操作要点及手术技巧

1. 手术入路及顺序

常用的手术入路包括中央血管入路及外侧入路。中央血管入路自肠系膜血管根部开始，先处理系膜及上游血管，再游离结肠。外侧入路则是先将结肠自侧腹壁游离，再处理中央部分。中央血管入路可以早期辨明结肠血管，符合肿瘤根治手术中血管优先的原则，减少肿瘤血行扩散的概率，另外有利于维持一定的张力；在 Toldt 间隙内操作时，可避免解剖过深而损伤输尿管，手术时间也优于外侧入路。但是，在某些肥胖或系膜肥厚、血管不易暴露的患者，或无须行淋巴清扫的良性患者（如顽固性便秘或炎症性肠病等）可采取外侧入路，将升结肠及降结肠、乙状结肠自侧腹壁由外向内游离，最后处理系膜血管。手术的游离顺序也分为盲肠至直肠的顺时针方式及直肠至盲肠的逆时针方式，也有少数自横结肠开始向两侧延伸游离的方式，依术者的个人习惯及经验而定。多数手术采取自盲肠到横结肠、降结肠、乙状结肠及直肠的顺时针方式，相对逆时针方式，其变动体位次数较少，节约手术时间。

2. 注意事项

对于恶性肿瘤及家族性腺瘤性息肉病无法排除息肉恶变的患者，需按照恶性肿瘤手术原则，于血管根部结扎并清扫血管根部脂肪及淋巴组织。对于良性疾病，术中无须实施淋巴结清扫，但为便于操作，在处理较大血管时仍应贴近血管根部进行操作，可以减少分离过程中的出血，缩短手术时间。血管根部分离困难时，则可以采用贴近肠管切断系膜的方式，但应特别注意系膜血管的止血。此外，应注意防止单纯超声刀切割止血操作后的术后延迟出血。

3. 术后消化道重建方式

全结肠切除术后选择消化道重建方式的关键在于是否保留直肠，目前常用方式有3 种。

（1）全结直肠切除，末端回肠造瘘：是溃疡性结肠炎、家族性腺瘤性息肉病的传统手术方式，病变切除彻底，但永久性回肠造瘘对生活质量影响较大。目前随着手术及吻合技术的提高，使用逐渐减少，主要用于不适合吻合、其他术式失败或病变位置较低者。

（2）结直肠切除，保留部分直肠，回肠-直肠吻合：保留了直肠，因而控便功能更好。在直肠无病变或病变较轻的患者，可行全结肠切除。家族性腺瘤性息肉病患者发生直肠癌的风险高，有学者提出保留直肠的指征如下：术前肠镜提示直肠内息肉数量少于30 个且直径＜ 1 cm，可行结肠全切除＋回肠直肠吻合；如果有直径＞ 1 cm 的息肉，术前应内镜下切除，并行病理检查；如果直肠内息肉数量多于 30 个，或术后无法定期行肠镜检查以监测直肠内息肉变化的，应考虑行直肠结肠全切除＋回肠储袋肛管吻合。另外，在此手术方式的基础上，还衍生出保留回盲瓣的盲肠 / 升结肠-直肠吻合术，保留了回盲瓣，从而更好地控制粪便形成，是主要用于重度便秘、结肠慢传输的手术方式。

（3）全结直肠切除，回肠储袋肛管吻合：以小肠储袋代替直肠的储存粪便功能，储袋也根据重叠小肠的形式分为"J"型、"S"型及"W"型。该手术方式切除了病变及全部结直肠黏膜，并保留了肛门括约肌功能，保留了消化道的连续性，贮袋能代偿直肠壶腹部存储及吸收水分的功能，对控制排便次数有一定帮助，可以提高患者的生活质量。缺点是手术操作较复杂，术后常有盆腔感染、吻合口裂开、排便次数增多等并发症。另外，在行吻合之前务必检查确认直肠黏膜已经切除干净，否则残留的直肠黏膜将成为发生储袋息肉的高风险因素。

另外，为防止吻合口漏的发生，选择后两种消化道重建手术方式时可以根据术中情况做预防性回肠造瘘，待吻合口愈合良好，3 个月后再择期行回纳手术。这样做减少了吻合口漏的发生，手术成功率高，但需要二次手术，给患者带来一定痛苦。不同手术方式各有利弊，术中应根据疾病性质、病变范围、患者手术耐受性及保肛意愿来决定手术的具体方式。

术后并发症及其防治

1. 吻合口漏

吻合口漏是所有肠道吻合术并发症中最严重的。全结肠切除术＋回直肠吻合术后吻合口漏的发生率高达 6%～ 8%。如果漏口小且进入的封闭腔隙小，可保守观察，治疗包括禁食、TPN 营养支持、合适的广谱抗生素预防感染；但若发现大量肠液以及粪便漏出，则需紧急剖腹探查，必要时行回肠造瘘术。

2. 直肠阴道瘘

直肠阴道瘘发生在回直肠吻合术中是由于发生了术中并发症或术后并发症。术中将一部分阴道合并到吻合器中就发生了并入部分阴道的回直肠吻合，这就导致了早期阴道瘘的发生。因吻合钉是一种异物，所以这类瘘很难自愈，需行回肠造瘘术，3 个月后再重新吻合。如果术后盆腔脓肿腐蚀阴道壁至脓液从阴道引流，可先行保守治疗，予以禁食、TPN 营养支持以及抗生素治疗，保守治疗失败后则行回肠末端造瘘术。

3. 盆腔脓肿

盆腔脓肿可以在任何腹部手术后发生，可能由于术中污染或发生术后吻合口漏而产生。无论何种原因，治疗一般均需在 CT 引导下行脓肿穿刺引流。

4. 术后肠梗阻

通常是由于直肠吻合口水肿或者狭窄导致的梗阻，也可能是特发性的。出现肠梗阻后，通常先保守治疗，包括 TPN 营养支持、禁食以及胃肠减压，告知患者需要有足够的耐心。若非诊断为完全性肠梗阻，一般不需剖腹探查。

第七节 · 腹腔镜下直肠癌根治术

概述

美国医生 Patrick Leahy 于 1990 年 10 月用切割吻合器完成了世界上首例腹腔镜下直肠癌超低位前切除术。目前国内外学者研究证实，腹腔镜下直肠癌根治术的根治效果和远期生存情况与传统开放手术相似，同时前者安全可行，能加速患者康复。在低位且窄小的盆腔中，腹腔镜技术提供了一个放大的视野，更能精细地进行直肠游离，避免周围神经损伤。此手术有 10% 左右的转开腹率，与外科团队的经验以及患者的选择有关。

手术适应证及禁忌证

腹腔镜下直肠癌根治术的手术适应证主要包括直肠息肉、直肠良性肿瘤、直肠炎性病变、直肠恶性肿瘤（影像学检查等术前评估证实，肿瘤浸润不超过 T_3，TNM 分期不晚于Ⅲ期）。其禁忌证主要包括有严重主要脏器功能不全导致无法耐受全身麻醉以及腹腔镜手术、凝血机制障碍、直肠癌合并妊娠、合并肠梗阻或穿孔、恶性肿瘤侵犯周围器官和组织、腹腔严重粘连及过于肥胖。

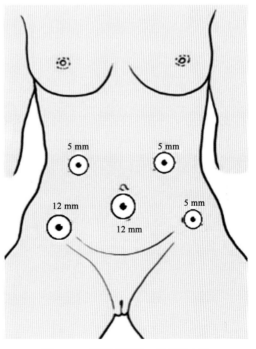

图 1-25 膀胱截石位，穿刺孔布局

手术步骤（Dixon 术）

1. 体位

患者取截石位，头低脚高位 30°，左侧抬高约 10°。

2. 穿刺孔布局

如图 1-25。

3. 手术过程

（1）显露术区：助手持无损伤抓钳将小肠和大网膜等向腹腔右上方推送，术者用无损伤抓钳提起肠系膜下动脉表面的肠系膜并向外侧牵引，辨认腹主动脉分叉处。

（2）分离左 Toldt 间隙并离断血管：于骶骨岬水平打开腹膜，向上游离进入左侧 Toldt 间隙。从中央向左分离达左结肠旁沟，从下向上达肠系膜下动脉根部，注意保护肠系膜下神经丛、左侧输尿管以及左侧生殖血管。裸化肠系膜下动脉并清扫淋巴结，于其根部予 hem-o-lock 夹闭并离断肠系膜下动脉。继续向结肠脾曲方向分离左 Toldt 间隙，显露肠系膜下静脉，于十二指肠空肠曲下方游离肠系膜下静脉并离断，同时根据肿瘤部位剪裁肠系膜（图 1-26 和图 1-27）。

（3）游离侧腹膜：将乙状结肠向右侧牵开，沿黄白交界线向头侧切开左结肠旁沟腹膜返折（图 1-28）。

（4）游离直肠后间隙和直肠侧方间隙：在骶岬下方找到直肠后间隙后，以中线为中心在直肠系膜表面以椭圆形分离模式进行全直肠系膜切除（total mesorectal excision, TME）分离，同时切开双侧直肠旁沟腹膜，逐渐向两侧分离至精囊腺尾部，注意保护盆腔自主神经（图 1-29）。

（5）分离直肠前间隙：在腹膜返折线上 0.5 cm 处弧形切开直肠前方腹膜，分离直肠前间隙。

（6）直肠切断与闭合：经肛门指诊确定肿瘤下缘，游离至预切平面后，裸化直肠，距肿瘤下缘 2 cm 用闭合器将直肠闭合切断。

（7）吻合：下腹正中取一长约 5 cm 切口入腹，取出近端直肠，在肿瘤近端约 15 cm 处切断乙状结肠，置入抵钉座，放入腹腔后冲洗腹腔。关闭切口，重建气腹，在

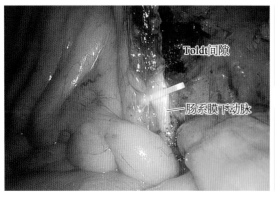
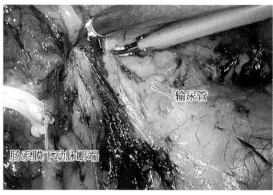

图 1-26　沿左侧 Toldt 间隙游离肠系膜下动脉并离断

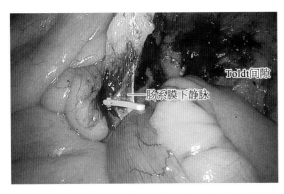

图 1-27　左侧 Toldt 间隙往结肠脾曲方向游离肠系膜下静脉并离断

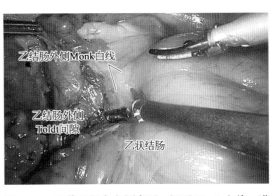

图 1-28　乙状结肠向右侧牵开，切开 Monk 白线，进入外侧 Toldt 间隙

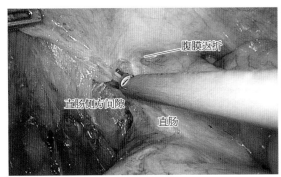

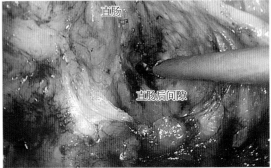

图 1-29　以直肠后间隙中线为中心，在直肠系膜表面以椭圆形的分离模式进行 TME 分离

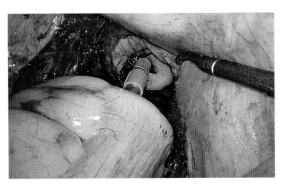

图 1-30　端-端吻合

无张力的情况下行乙状结肠和直肠端-端吻合，经腹部放置骶前引流管，关闭盆底腹膜，结束手术（图 1-30）。

操作要点及手术技巧

1. 左结肠血管是否保留

直肠癌手术中，肠系膜下动脉结扎的部位有两种，即肠系膜下动脉根部的高位结扎以及肠系膜下动脉发出左结肠动脉后的结扎，后者又称保留左结肠动脉的低位结扎。两种结扎方式的争议多年来未有定论。支持前者的观点认为采取常用的中间入路手术方式可以在根部结扎肠系膜下动脉（IMA），更加简单、方便，手术难度小，手术时间短，更有利于清扫血管根部第 3 站淋巴结及保留腹下神经干；低位结扎可能影响系膜血管根部淋巴结的清扫数量，进而影响对病情的判断；另外，根部结扎肠系膜下动脉更利于结肠游离，吻合后张力更低，尤其对于结肠较短的患者有利。而支持后者的观点指出：保留左结肠动脉组的近端结肠残端血液灌注明显好于不保留左结肠动脉组，这可以有效降低吻合口血供不良及吻合口漏的发生率，尤其对 Riolan 动脉弓缺如者或细小者，这是避免发生缺血性损害的重要措施。另外，随着手术技巧的不断提高，对经验丰富的外科医师来说，解剖肠系膜下动脉主干，保留左结肠动脉同样能够清扫根部淋巴结，并不会增加手术难度和手术时间。目前越来越多的观点认为，在保证清扫肠系膜下动脉根部第 253 组淋巴结的基础上，保留左结肠血管，更有利于残端肠管的血液供应，减少吻合口漏的发生。

手术要点主要包括：① 进入正确的平面，沿 Toldt 间隙达到肠系膜下动脉根部，裸化血管，一般以由内侧到外侧、由头侧到尾侧的顺序进行；② 熟悉血管解剖及变异，一般肠系膜下动脉根部到左结肠动脉起始部距离为 4 cm 左右，但也存在很多变异，因此只有确认左结肠动脉后才能完全清除第 253 组淋巴；③ 清扫的外侧界是肠系膜下静脉内侧缘，在近胰腺下缘处有 Riolan 等边缘动脉弓横跨肠系膜下静脉，结扎静脉时要避免损伤；④ 腹腔镜下游离腹主动脉前方时，注意保护腹主动脉两侧和前方的神经丛，避免肠系膜下神经丛的损伤。另外在处理肠系膜下静脉时要注意避免左结肠动脉的损伤。操作中，助手做好充分有效的牵拉暴露。术者左手通过牵拉血管或者脂肪淋巴组织，可以有效配合右手的超声刀操作，过程中应注意超声刀的使用，应小口钳夹，逐层推进，充分完成淋巴清扫。

2. 盆腔神经功能的保留

排尿和性功能障碍是直肠癌术后常见的并发症，严重影响患者生活质量。排尿功能障碍主要体现为尿失禁、尿频、尿潴留；性功能障碍在男性表现为勃起和射精障碍，在女性表现为难以高潮、阴道润滑功能下降等。排尿和性功能障碍的主要原因为术中盆腔自主神经损伤。

盆腔神经丛包括肠系膜下丛、上腹下丛、下腹下丛（即盆丛），肠系膜下丛及上腹下丛神经的保护同本章第四节"腹腔镜下乙状结肠切除术"。下腹下丛位于直肠固有筋膜之外，在盆腔壁层筋膜表面内侧发出直肠支进入直肠固有筋膜，参与形成直肠侧韧带。下腹下丛发出神经支配盆腔内各脏器，包括膀胱、尿道、海绵体，支配排尿及勃起功能。在处理直肠侧韧带或者切断直肠中动脉时，往往易损伤该神经丛。下腹下丛是直肠癌（尤其低位直肠癌）手术中最容易发生损伤的神经丛，也是盆腔自主神经保护的重中之重。

游离直肠壁防止神经损伤的技巧在于遵循"后壁→两侧→前壁"的顺序，即先从直肠后脏层和壁层腹膜之间的间隙向下游离，至直肠骶骨筋膜（即 Waldyer 筋膜），然后继续游离直至肛提肌水平，之后向两个侧方继续锐性分离，使直肠两侧的腹膜呈"薄翼状"，此时再处理两侧的侧韧带。由于直肠两侧的结构已经被游离得非常菲薄，再使用超声刀在直视下于盆丛内侧平面内切断侧韧带就会更为安全、可靠，避免了对此处盆丛的损伤。具体操作过程中应注意，在 S4 水平以下直肠固有筋膜与骶前筋膜相互融合，此处需调整 3D 腹腔镜的可旋转头，在直视下仔细游离，切勿损伤骶前筋膜后方的静脉丛及神经。由后方转向两侧时，沿两侧直肠旁沟切开至腹膜返折部，在直肠侧方间隙分离时，向对侧牵引直肠即可见一致密条带，即直肠侧韧带，应靠近直肠将侧韧带离断，以避免损伤盆丛。此外，由于下腹下丛自侧后方进入盆丛，故术中不可过度向对侧牵拉直肠，否则易受损伤。转向前方分离时，在显露精囊腺以后，需注意超声刀行进的方向应始终与精囊腺尾部和腹下神经连线保持一致。当游离至精囊腺尾部时，分离的方向应偏向内侧，因为泌尿生殖神经血管束位于前列腺包膜之外、Denonvilliers 筋膜的外侧边缘，此处的神经损伤容易导致勃起功能障碍。另外，应尽量避免 2 点、10 点方向的暴力牵拉，因其也容易损伤神经。

术后并发症及防治

腹腔镜下直肠癌根治术的并发症主要包括：吻合口漏、吻合口出血、吻合口狭窄、术中输尿管损伤、肠梗阻、术后腹腔脓肿、术后切口感染、术后呼吸系统感染，远期并发症主要有穿刺孔疝以及穿刺孔转移等。

1. 吻合口漏

低位直肠癌保肛手术中容易出现吻合口漏，需注意的要素包括血供、张力、全身营养状况等。吻合口要求"血供足，上要空，下要通，口要正"。血供方面，术中应注意在最后裁剪系膜时保护好血管弓，以求吻合口血供充足；保留左结肠动脉也可以有效改善近端肠管的血液供应。张力方面，既要保证肿瘤两端充分的肠管切除，又要避免不必要的肠管损失，对于低位或超低位直肠前切除术，还可能需要充分游离乙状结肠甚至降结肠及结肠脾曲，保证近端有足够的肠管行无张力吻合。吻合时，尽量裸化吻合肠管，减少肠外脂肪组织对吻合口的影响，肠管靠拢后吻合器激发前，需再次确定近端肠管系膜无旋转，吻合口肠管无扭曲等，以利于吻合口的愈合。充分的肠道准备、吻合口附近引流通畅也是防止和治疗吻合口漏的重要措施。低位保肛手术后，经肛门放置肛管至吻合口近端进行引流，也有利于减压，可避免吻合口漏的发生。对于低位及超低位的吻合口，吻合口漏的发生风险较高，可以行保护性回肠末端或横结肠造瘘，3个月后再行二期手术关闭。

2. 吻合口出血

直肠癌术后吻合口出血是术后早期严重并发症之一，其中绝大部分发生在低位直肠癌手术后。术中，在横断肿瘤远端的肠管前，应尽可能做到充分地裸化肠管。而在使用切割缝合器或圆形吻合器时，则应在闭合后保持 15～20 s，使组织内血管充分受压和闭合，再进行激发切断肠管，最大限度减少出血的潜在风险。此外，完成吻合后的术中内镜检查对于评估吻合口状态有重要的临床意义，能够早期发现吻合口出血，并及时作出相应处理（主要包括术中内镜下钛夹止血或电凝止血，或对超低位吻合口出血进行直视下缝合止血），从而减少术后吻合口出血。对于术后发现的吻合口出血，可先根据临床表现判断出血量与速度，从而决定使用保守方法治疗、内镜止血还是手术止血。内镜止血时首先应注意患者的一般情况，保证患者在静脉开放、补液维持容量的情况下，尽快进行操作。操作中，应尽量吸除肠腔内积血，改善肠腔内视野，然后仔细寻找出血点，进行相应的止血处理。

第八节 · 机器人手术系统辅助结直肠癌根治术

概述

机器人手术系统辅助结直肠癌手术开展已有十余年，手术机器人系统和外科手术技术目前仍在不断的发展之中。机器人手术系统在微创的基础上，兼顾了动作的灵活性和足够的活动范围，此外 3D 立体高清手术视野和高倍的图像放大倍数使得手术操作更加精准、安全。但因其使用成本高、性价比优势有限，国内尚未广泛普及。随着我国科技的不断发展，在不远的将来，具有完全自主知识产权的机器人手术系统和辅助设施研发、问世和投产将会大大降低其使用成本，降低患者个人和社会的经济负担，造福人民。手术机器人将会是未来外科学发展、进步的一个重要方向。

手术适应证与禁忌证

机器人辅助结直肠癌手术的适应证与腹腔镜下结直肠癌根治术相似。禁忌证主要包括：有严重主要脏器功能不全导致无法耐受全身麻醉，凝血机制障碍，肿瘤合并妊娠，恶性肿瘤伴腹腔广泛转移、机器人系统下清扫困难，肿瘤穿孔伴腹膜炎，梗阻型结肠癌伴梗阻近端肠管明显扩张及腹胀，腹腔严重粘连导致不能进行穿刺，身体衰竭、腹水、休克及重度肥胖（$BMI > 40 \, kg/m^2$）。

手术步骤（以机器人手术系统辅助直肠癌根治术为例）

1. 体位

患者固定后头低脚高，并适当降低左腿高度。

2. 穿刺孔布局

手术采用 4 枚 Trocar：镜孔、Ⅰ臂、Ⅱ臂及助手臂。镜孔位于脐右上方 3～4 cm；Ⅰ臂操作孔位于脐与右髂前上棘连线外 1/3 处；Ⅱ臂操作孔位于镜孔左上方左锁骨中线处；助手臂操作孔位于右腋前线平镜头孔处（图 1-31）。

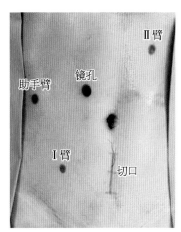

图 1-31　机器人手术系统辅助直肠癌根治术（Dixon 术）时穿刺孔布局

3. 手术过程

具体手术过程可参考腹腔镜下直肠癌根治术（Dixon 术）（图 1-32～图 1-45）。

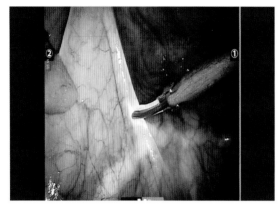

图 1-32 辨认、确定腹主动脉及右髂总动脉位置，于骶骨岬水平打开腹膜

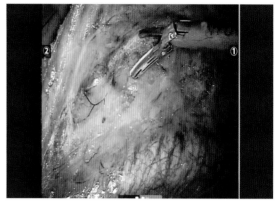

图 1-33 分离左侧 Toldt 间隙，从中央向左分离达左结肠旁沟，从下向上达肠系膜下动脉根部

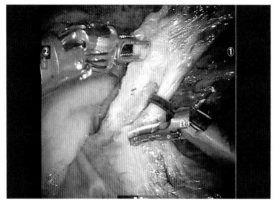

图 1-34 保护肠系膜下神经丛，裸化肠系膜下动脉并清扫淋巴结

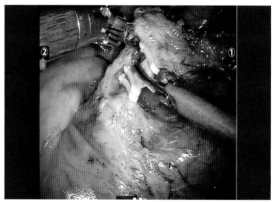

图 1-35 于肠系膜下动脉根部予 hem-o-lock 夹闭并离断

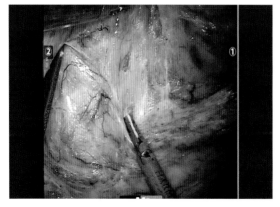

图 1-36 注意保护左侧输尿管以及左侧生殖血管等，向结肠脾曲方向分离左 Toldt 间隙

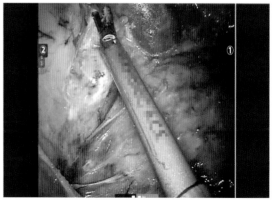

图 1-37 向左分离 Toldt 间隙直至结肠脾曲

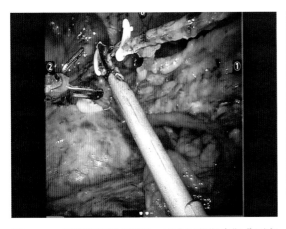

图 1-38　显露肠系膜下静脉，于十二指肠空肠曲下方游离肠系膜下静脉并离断

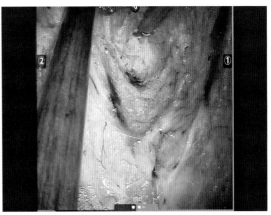

图 1-39　在骶岬下方找到直肠后间隙后，以中线为中心在直肠系膜表面进行 TME 分离

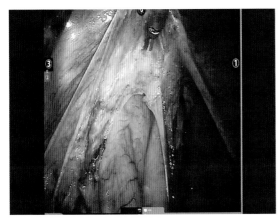

图 1-40　在腹膜返折线上 0.5 cm 处弧形切开直肠前方腹膜，分离直肠前间隙

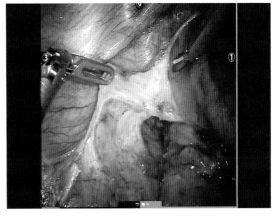

图 1-41　切开直肠旁沟腹膜，逐渐向两侧分离至精囊腺尾部，注意保护盆腔自主神经

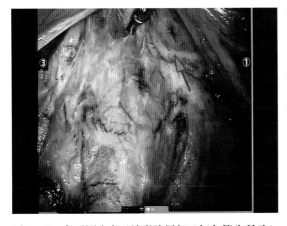

图 1-42　向两侧分离至精囊腺尾部（红色箭头所示），注意保护盆腔自主神经

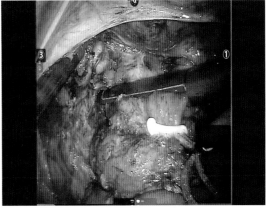

图 1-43　游离至预切平面后，裸化直肠，距肿瘤下缘 2 cm 用闭合器将直肠闭合切断

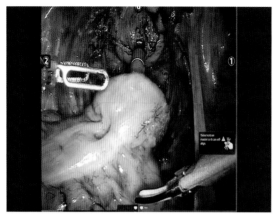

图1-44　在无张力的情况下行乙状结肠直肠端-端吻合

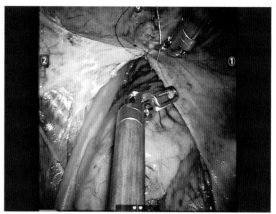

图1-45　经腹部放置骶前引流管，关闭盆底腹膜

并发症

机器人手术系统辅助结直肠切除术并发症与腹腔镜下结直肠切除术大致相似，可参照前述内容。下面主要介绍机器人手术特有的并发症及注意事项。

（1）由于当前版本的机器人没有触感，故术中不像腹腔镜手术一样，术者可以感觉到施加在组织上的力量大小。因此术者在采用机器人手术时可能会无意中过度牵拉肠系膜和各重要血管，所以外科医师根据组织张力的视觉线索来调整对组织的牵拉力非常重要。

（2）机器人成像系统可以将摄像头调整至非常接近手术部位，从而提供高倍放大的图像。此功能对于术中精细操作非常有利，但是，在直肠癌手术中，随着进入骨盆深处，很容易远离中线方向而过于靠近骨盆外侧壁操作，从而增加损伤髂内血管的风险。

第九节·结直肠癌外科微创手术新进展

　　我国结直肠癌的发病率呈上升趋势。手术目前仍然是结直肠癌首选的治疗方案，根治性手术后的患者大都预后良好。纵观历史，结直肠癌的手术方式从过去传统的开放手术，演变为如今开放手术、腹腔镜手术、机器人手术、经自然腔道取出标本手术等各种术式百花齐放、百家争鸣。孰优孰劣，循证医学将会解答。手术方式的层出不穷，正体现了结直肠癌外科手术日益注重对于患者的人文关怀，最大限度减少患者的创伤，最大限度促进康复、恢复功能、改善生活质量。

　　腹腔镜结直肠癌手术在国内开展已有数十年，并逐渐得到业内同道和广大患者的认可。随着腹腔镜手术器械的不断发展以及外科术者手术操作的日益熟练，腹腔镜结直肠手术的安全性得到了极大的保证。但关于其远期疗效，仍有待大规模随访调查论证。科技将 3D 带给了我们，同样也将 3D 带入了医疗领域。与传统的 2D 腹腔镜相比，3D 腹腔镜能恢复术者的立体视觉，使得术者在手术操作中有了纵深感。它能还原真实的手术视野，可以更好地显示重要器官、组织的立体结构，避免不必要的副损伤。

　　经自然腔道内镜手术（natural orifice transluminal endoscopic surgery，NOTES）追求的目标是将微创转变为无创（图 1-46），但是目前还有很多技术问题尚未完全解决，进而间接制约了对其的发展和推广。然而，如果我们始终将无创作为外科手术学追求的目标，势必会推动外科手术学的发展进步。作为类 NOTES 手术，经自然腔道取出标本手术（natural orifice specimen extraction surgery，NOSES）在腹腔镜下进行精细的手术操作，最后经过自然腔道取出手术标本，腹壁瘢痕小，效果几乎等同于 NOTES 手术，最大限度减少了患者生理和心理的创伤。NOSES 手术标本取出的方式包括经肛门取出和经阴道取出。在准确把握适应证和禁忌证的前提下，开展 NOSES 手术将会造福更多的患者（图 1-47）。

　　机器人手术系统辅助结直肠癌根治术自从被引入我国后，逐步发展，得到了越来越广泛的认可。机器人手术系统稳定、精确，操作臂灵活、活动范围大，经技术熟练的术者操作后能在确保手术安全的前提下根治肿瘤，改善患者预后。但由于目前我国使用的机器人系统的知识产权为国外所垄断，导致其使用费用高昂，因此目前尚未普及。随

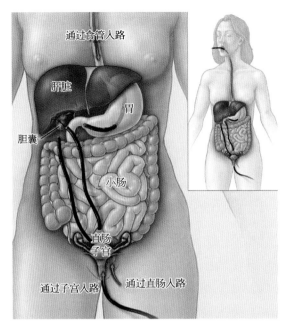

图 1-46 NOTES 手术行胆囊切除术

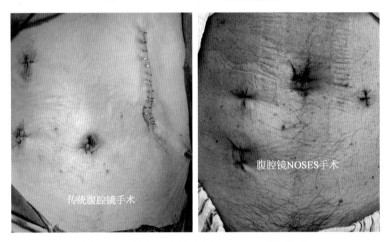

图 1-47 传统腹腔镜手术和 NOSES 手术术后

着我国科技等综合国力的日益强大，将来具有完全自主知识产权的机器人手术系统量产后，必将大大降低其使用成本，发挥其优势，造福人民群众。相信机器人手术系统将会是未来外科手术学发展的一个重要方向，极有可能有着里程碑式的意义。

外科医生在其执业生涯中随着手术技术不断提升，对手术效果有了更高的期待和追求，对于制约手术技术进步的仪器、设备等的瓶颈有着更加清晰、直观的感受和认识。在此前提下，外科医生与科学家、工程师等开展广泛深入的交流合作，各种手术器械、设备不断发展、更新，各种手术方式不断发展演变，进而不断减少患者的创伤、加速患者的康复、改善患者的预后，不断将医疗活动中的追求、需求变为现实，结直肠癌外科微创手术也势必将不断地发展进步。

参 考 文 献

［1］ 卫洪波.盆腔自主神经保护直肠癌根治术［M］.北京：人民卫生电子音像出版社，2017.

［2］ 张启瑜.钱礼腹部外科学［M］.2版.北京：人民卫生出版社，2017.

［3］ 池畔.基于膜解剖的腹腔镜与机器人结直肠肿瘤手术学［M］.北京：人民卫生出版社，2019.

［4］ 方国恩.腹部外科手术并发症的预防与处理［M］.北京：中国协和医科大学出版社，2012.

［5］ 吴孟超，吴在德.黄家驷外科学［M］.七版.北京：人民卫生出版社，2008.

［6］ 坂井义治.腹腔镜结直肠癌手术［M］.张宏，康亮，申占龙译.吉林：辽宁科学技术出版社，2019.

［7］ 余佩武，钱锋.机器人胃肠手术学［M］.北京：人民卫生出版社，2017.

［8］ 潘凯，杨雪菲.腹腔镜胃肠外科手术学［M］.2版.北京：人民卫生出版社，2016.

［9］ 王国斌，陶凯雄.胃肠外科手术要点难点及对策［M］.北京：科学出版社，2018.

［10］ Edge SB, Byrd DR, Compton CC, et al. AJCC cancer staging manual［M］. 7th ed. New York: Springer-Verlag, 2010.

［11］ Jemal A, Siegel R, Xu J, et al. Cancer statistics 2010［J］. CA Cancer J Clin, 2010, 60(5): 277−300.

［12］ Stephens RJ, Thompson LC, Quirke P, et al. Impact of short course preoperative radiotherapy for rectal cancer on patients' quality of life: data from the Medical Research Council CR07/ National Cancer Institute of Canada Clinical Trials Group C016 randomized clinical trial［J］. J Clin Oncol, 2010, 28(27): 4233−4239.

［13］ Francone TD, Saleem A, Read TA, et al. Ultimate fate of the leaking intestinal anastomosis: does leak mean permanent stoma?［J］. J Gastrointest Surg, 2010, 14(6): 987−992.

［14］ American Society of Colon and Rectal Surgeons Committee Members, Wound Ostomy Continence Nurses Society Committee Members. ASCRS and WOCN joint position statement on the value of preoperative stoma marking for patients undergoing fecal ostomy surgery［J］. J Wound Ostomy Continence Nurs, 2007, 34: 627−628.

［15］ Clinical Outcomes of Surgical Therapy Study Group. A comparison of laparoscopically assisted and open colectomy for colon cancer［J］. N Engl J Med, 2004, 350(20): 2050−2059.

［16］ Strate LL, Liu YL, Syngal S, et al. Nut, corn, and popcorn consumption and the incidence of diverticular disease［J］. JAMA, 2008, 300(8): 907−914.

第二章

结直肠癌
内镜微创治疗技术

第一节 · 概论

结肠癌是严重危害我国及世界人民健康的疾病，发病率持续居高不下，近年有逐渐升高的趋势，可能与人民生活水平提高，饮食结构、生活环境、医疗观念改变以及筛查活动的增多相关。早期诊断、合理手术、术后精准放化疗及介入治疗组成了结肠癌治疗的体系。由于目前结肠癌的治疗仍有许多不明确和尚未规范化之处，精准治疗成为目前国内外治疗的趋势和大方向。在放大内镜等早期精准筛查后，早期结肠、直肠肿瘤可于内镜下治疗，避免了开放手术给患者带来的巨大生理损伤及心理创伤，减少了患者的痛苦，提高了生存期；进展期结肠肿瘤切除术前内镜下定位技术可用于术前确定结肠肿瘤大小、范围；终末期结肠、直肠肿瘤可导致肠腔狭窄、梗阻，严重威胁患者生命及生活质量，可行内镜下支架植入术、热消融技术，解决终末期患者的生存与治疗，延长生存时间。内镜下精准治疗为患者生存率及生存质量带来巨大福音。

第二节·电凝治疗

概述

内镜下氩等离子体凝固术（argon plasma coagulation, APC）（又称氩离子凝固术）是在内镜下采用高频电流使氩气离子化，通过离子化的氩气将热能输送至邻近组织，使组织凝固的方法。该方法属于非接触性凝固法，用于止血治疗，可替代既往的接触性热凝固法。其优点为氩气对组织具有保护作用，不使组织炭化，有利于伤口愈合；可避免探头接触组织；穿透深度低，安全、有效；可快速、连续治疗多个病变，使用简单，价格低廉。

1. 设备

由氩离子凝固器（APC300）、高频电刀发生器、标准导管（长 220 cm，直径 1.5～2.3 mm）、脚踏板、推车和氩气罐组成（图 2-1）。

控制面板上的各种按键用于设置氩气流量、功率及用途，可用于息肉摘除、括约肌切开及双极电凝。

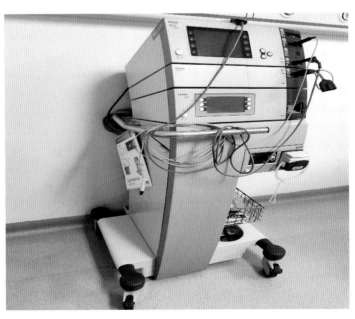

图 2-1　爱尔博工作站

新型消化内镜工作站（APC2）具有氩气刀模块，可有多种治疗模式，包括强力、脉冲及精细凝固术式，以达到最佳治疗效果。

2. 工作原理

APC 导管探头含钨丝，钨丝末梢止于尖端（图 2-2）。工作状态下，踩踏脚踏板可将氩气输送至导管头端，探头端发送高压电火花，使尖端喷向靶组织的氩气离子化，离子化的氩气或等离子流喷向最邻近的组织，使对应组织凝固坏死。氩气不能燃烧，

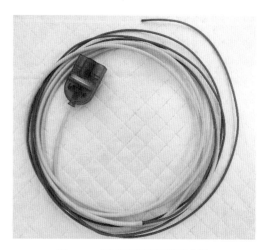

图 2-2　氩离子凝固导管及探头

导管探头发射电压为 500 V，可使氩气离子化，将热能传递至相应组织，输送的热能可穿透 2～3 mm 的组织深度。治疗过程中探头不接触组织，以氩气离子流喷射组织的方式治疗病变。根据其治疗特性，可线性或切面方向进行凝固。由于 APC 可输送能量至探头周围可导电的所有组织，故可治疗皱襞周围及视野正面看不清的病灶。

手术适应证及禁忌证

1. 适应证

（1）直径＜ 5 mm 的芽状息肉。

（2）动静脉形成不良。

（3）西瓜形结肠（结肠条形毛细血管扩张症）。

（4）放射性结直肠炎。

（5）息肉分片摘除术后处理。

（6）肿瘤治疗。

（7）溃疡出血的治疗。

2. 禁忌证

（1）安装心脏起搏器的患者。

（2）食管胃底静脉曲张或出血较多的病变。

（3）无法充分暴露创面视野的出血性病变。

（4）过深或接近穿孔的溃疡性病变。

手术过程

1. 术前准备

（1）术前行正确的肠道准备，以期达到肠道清洁、视野清晰。

（2）术前明确病灶的部位及性状，尽量明确病理检查，完善凝血功能、血常规、生化、血型等检查。

（3）了解患者的病史、症状、体征及实验室检查结果。

（4）与患者沟通手术方式及并发症，签署知情同意书。

2. 手术步骤

在内镜下确认适合 APC 治疗的病灶后，将接地衬垫置于患者股部或脚踝，然后打开氩气罐，接通发生器与凝固电源，选择氩气流率 0.8～1.0 L/min。踩踏脚踏板可将氩气脉冲式输送至导管前端（图 2-3）。

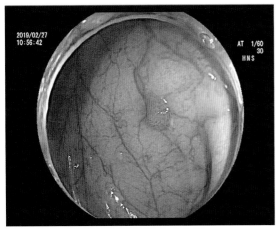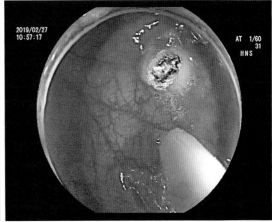

图 2-3 结肠息肉（0.3 cm），APC 治疗后

操作要点手术技巧

（1）每次踩踏踏板时间应少于 1 s，可选择点踏踏板的方式，重复使用可导致肠腔充气，需要间断抽吸肠腔内气体，以使视野清晰。

（2）根据病灶部位选择功率，结肠、小肠选择功率应低于 40～50 W，胃病变、肿瘤清除可设置 60～75 W 甚至更大功率。凝固时的穿透深度与特定部位的功率及凝固次数相关，已经凝固的部位具有较大阻抗，再次凝固时脉冲将自动转向邻近未凝固的组织，在同一部位反复脉冲可产生较深的穿透损伤。

（3）插入探头前，术者应先使用凝固器上的清机按钮使氩气填充导管，将蓝色导管经内镜活检孔道伸出，当接近病灶时，应将距离尖端 1.5 cm 的黑色条纹显示，以免喷火时损伤内镜。一般来说，当目标距离探头小于 1 cm 时发射脉冲，氩离子流可到达组织。APC 对不同的患者及在结肠不同部位发生的效应略有差别，建议用第一脉冲校准凝固器，即在离靶目标较远处有意发射脉冲但无凝固发生，后将探头逐渐伸向病灶并发射脉冲直至凝固发生。通过这种方式，术者能够对特定病变确定 APC 可发挥效应的最远可能距离。

（4）不要过于接近目标，如探头于喷射时直接接触黏膜，其凝固发生未经离子流，可导致类似单极电凝时的较深损伤。

（5）探头可孤立地脉冲凝固离散病灶，亦可以"涂布"方式凝固多发病灶区域，后者需固定探头位置，术者右手持镜操作，以钟摆方式转向内镜前端使探头摆动。

（6）探头部位有时因直接接触组织而发生炭化，需退出清除。

（7）丁溴东莨菪碱可以减少结肠运动，有助于多发病灶的治疗。

（8）黏膜下注射肾上腺素盐水结合 APC 治疗可在有效治疗血管畸形的同时避免穿孔的发生。

▓ 术后并发症及其防治 ▓

1. 穿孔及黏膜下气肿

APC 较少引起穿孔并发症，但电凝可导致肌肉痉挛，且受呼吸影响，许多操作不能完全做到非接触治疗，故不能完全避免穿孔发生。谨慎操作是避免穿孔的有效措施。如发生穿孔，患者常表现为腹痛或皮下气肿，极少数患者出现发热，通常可通过内科保守治疗，给予抗生素及禁食、禁水等治疗后可好转。

2. 浅表溃疡

APC 后可发生浅表溃疡，常于 2～3 周内愈合。理论上，APC 采用非接触治疗，可减少穿透深度。

▓ 术后治疗 ▓

（1）术后卧床休息，避免剧烈活动。

（2）根据患者息肉治疗数量及术中电凝情况决定术后治疗方案。患者如电凝数量较少，术中电凝程度较轻，可术后禁食 24 小时，可进水，监测患者症状，如无腹痛及便血等表现，可予低纤维饮食，以碳水化合物饮食为主，予流质饮食 3～5 日。

（3）观察患者是否有血便及腹痛等并发症表现。

疗效评价

结肠或直肠肿瘤通常不采用 APC 治疗，尤其是早期肿瘤，因其可能会造成肿瘤切除不完全，无法评价切除效果，治疗彻底性差。部分结肠肿瘤行内镜下切除过程中出现创面渗血可采用 APC 协助止血治疗。有学者研究发现，对肠梗阻患者采用 APC 协助治疗，可减少肿瘤体积，使肠道再通，但有穿孔风险，治疗需谨慎。

第三节·高频电切术及内镜下黏膜切除术

▎概述▎

高频电切术是采用圈套器将目标肿物圈套后点切除的治疗方法，主要适用于直径＞5 mm 的息肉及肿物的治疗。内镜下黏膜切除术（endoscopic muosal resection，EMR）是采用黏膜下注射亚甲蓝盐水，将黏膜衬托凸起，采用圈套器整块或分片将肿物切除的方法。两种治疗方法都是 APC 治疗的进一步提升，能够将肿物完整、彻底切除。息肉高频电切术及 EMR 术前准备同 APC，结肠镜选择 4.2 mm 工作通道或普通 1.3 m 结肠镜；不同的是器械准备。

器械

（1）息肉圈套器：多根细钢丝成股。特点为质地软，张力小，可行隆起病灶及较大息肉切除（图 2-4）。

（2）单根粗钢丝：张力大，易掌控，适用于小息肉、扁平息肉的摘除以及早期癌症的切除。

（3）高频电凝器或氩离子凝固器：见前文所述。

（4）注射针：曲张静脉注射针，针头长 5 mm，直径为 0.5 mm，用于息肉黏膜下注射，使黏膜与肌层分离（图 2-5）。

（5）组织夹：分为大、中、小三种类型，用于息肉切除术后创面止血及闭合，以预防穿孔和出血。

（6）尼龙绳：用于较大、粗蒂息肉切除前结扎蒂部，以预防切除术后出血。

（7）透明帽：① 普通透明帽是息肉切除常用工具，可辅助切除较大及切除困难的息肉，它可改变切线位，固定息肉目标区域，方便暴露息肉并圈套切除（图 2-6）。

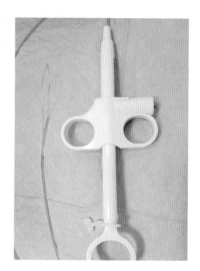

图 2-4　圈套器

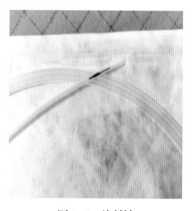

图 2-5　注射针

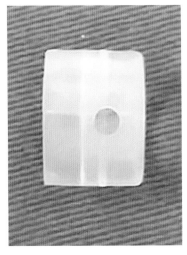

图 2-6　透明帽

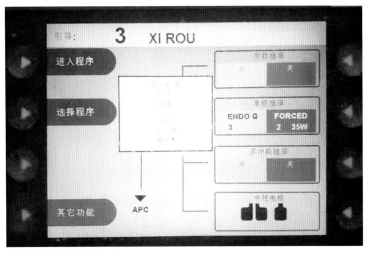

图 2-7　ERBE VIO300 工作站控制面板

② 助吸帽是前端呈楔形的透明帽，可将圈套困难的大面积平坦型病变负压吸引进透明帽，再进行圈套切除。

（8）持物钳：包括持物钳、鼠齿钳、普通的取石网篮等，用于切除下的组织标本的回收。

（9）高频电凝器：此处主要介绍 ERBE VIO300 高频电治疗仪。ERBE VIO300 工作站控制面板如图 2-7 所示。

应用圈套器切除病变时选用 ENDO CUTQ。该模式工作过程由电切和电凝两部分间隔交替组成。结肠病变选择效果 2，切割宽度为 1，切割间隔时间为 6。

ESD 治疗时，可选用 DRY CUT（无血管切割），在稍许缓慢的切割进程中有很强的止血作用，效果选择 2，功率为 40 W。应用热活检钳止血时选用柔和电凝，防止组织炭化，减少电极在组织上的粘连；效果选择 5，功率为 80 W。

EMR 或 ESD 术后，黏膜表面若有弥散性出血，可选用精细等离子凝固（PRECISE APC）。

可选用重复性佳的浅表电凝止血，深度 1 mm，流量为 1.6 L/min，效果选择 3，调制选择 5。也可用脉冲等离子电凝（PULSED APC），深度 2 mm，控制调节输出功率，由功率调节热效应的强度；流量为 1.8 L/min，效果选择 2，功率为 40 W。对于浅表的病变，也可以用强力等离子凝固（FORCED APC），深度 3 mm，流量为 1.8 L/min，功率为 40 W，所产生热效应的强度可由功率调节。

一、高频电切术

▪ 适应证与禁忌证 ▪

1. 适应证

内镜下发现的息肉均有恶变可能，故应尽可能全部切除。高频电切术适应证为内镜可到达部位的直径 5 mm 以上的各种息肉。对于直径小于 5 mm 的息肉可予活检钳除。

2. 禁忌证

包括癌性息肉、凝血功能障碍、严重糖尿病、结肠清洁度极差、直径大于 3 cm 的扁平息肉。

▪ 手术过程 ▪

1. 术前准备

同 APC。

2. 手术步骤

选定目标息肉后，于息肉基底部圈套住息肉并收紧圈套器，抬起镜端使圈套器远离肠壁，肠道适量充气避免息肉与对侧肠壁接触，而后使用电凝电流（指数 3.5）电凝切除。术后依据切除创面的大小，采用 APC 止血、热活检钳止血或组织夹夹闭创面止血。

▪ 操作要点及手术技巧 ▪

1. 芽状息肉切除术

芽状息肉直径小于 5 mm，可使用普通活检钳钳抓、电凝、热凝等方法去除。对于息肉直径大于 5 mm 的，可选用圈套器行电切治疗。

2. 隆起息肉切除术

是指局部隆起生长而无明显蒂可见的息肉。

（1）体位：调整内镜或体位，使息肉正好处于视野的 6、7 点位，并且始终保持该位置，以利于圈套器切除。

（2）扁平息肉直径小于 1.5 cm，可直接圈套器切除。

（3）直径大于 1.5 cm 的扁平息肉建议采用 EMR 治疗，可提高切除率。

（4）息肉直径 2～4 cm 的，采用 EMR 治疗。

（5）息肉直径大于 4 cm 或巨大息肉不能一次完全切除的，应采用多块切除。

（6）术后基底部及出血处理：① 息肉残留，可采用高频电凝或氩离子凝固术对残留息肉进行处理；② 出血，创面渗血可采用电凝或氩气凝固止血，或采用基底部注射 1 : 10 000 肾上腺素止血；对于明显的搏动性出血，可用组织夹夹闭出血部位。

3. 有蒂息肉切除术

（1）观察目标息肉的大小，了解息肉蒂的直径及长度。

（2）基底部注射肾上腺素亚甲蓝盐水，托起蒂部。

（3）细蒂息肉（蒂直径小于 4 mm）可直接于基底部注射后用圈套器切除。

（4）中等蒂息肉的蒂部常有较粗的血管滋养息肉，故需采用蒂部止血剂或尼龙绳结扎蒂部，待息肉颜色变紫后可于结扎蒂远端行圈套器切除，残端可电凝处理或再次给予组织夹夹闭创面。

（5）粗蒂息肉（一枚止血夹不能完全夹闭蒂部）有较大的息肉滋养血管，切除前必须进行蒂的有效结扎，使用 2 枚止血夹可达到预防止血的目的（病例 1）。

病例 ① **患者男性，51 岁，距肛缘 22 cm 处见** 3.0 cm × 3.0 cm IV型粗蒂肿物。

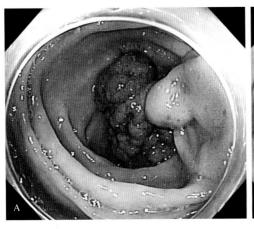
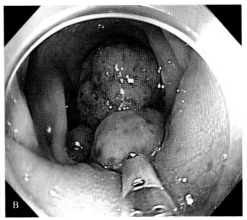

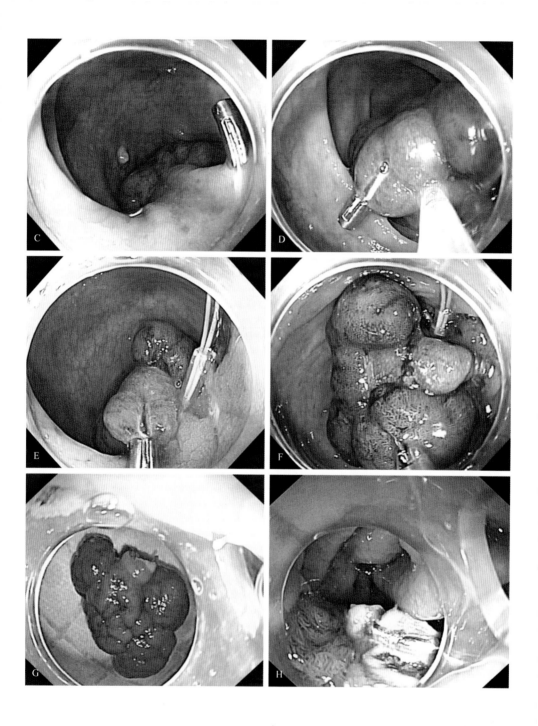

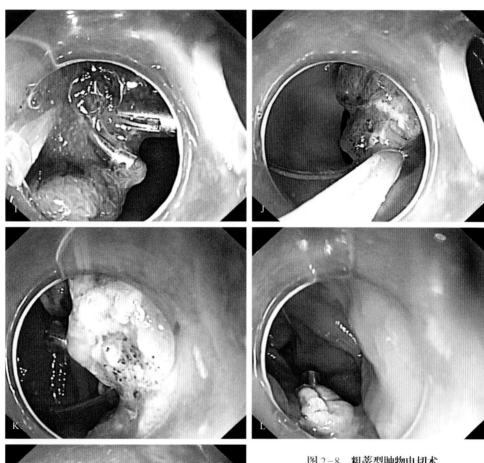

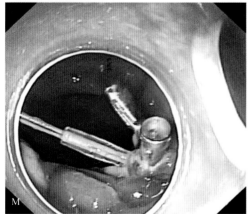

图 2-8 粗蒂型肿物电切术

A · 距肛缘 22 cm 处乙状结肠见 3.0 cm×3.0 cm Ⅳ
型息肉。

B、C · 基底部 2 枚止血夹夹闭，右侧于根部夹闭，左侧
止血夹于根部上方夹闭且与右侧不在同一水平面。

D · 用尼龙绳从 2 枚止血夹中间将肿物勒紧，止血
夹位于尼龙绳上、下可固定尼龙绳位置，防止
结扎过于靠近黏膜或尼龙绳向上滑脱。

E、F · 释放尼龙绳后，肿物变紫。

G、H · 肿物被圈套器切除、离体，切除肿物残留创面，
创面边缘左侧可见侧向残留肿物，夹闭创面。

I · 残留肿物全貌。

J、K · 圈套器将残留侧向肿物再次圈套切除，残余创面。

L、M · 残余创面组织夹夹闭，病理提示绒毛管状腺瘤
伴灶状高级别上皮内瘤变。

4. 扁平息肉切除术

（1）直径小于 2 cm 者可直接圈套器切除，Ib 型息肉可黏膜下注射后再行圈套器切除。

（2）直径大于 2 cm 者需行分片切除（EMR）。

（3）直径大于 3 cm 的扁平息肉，常被认为是内镜切除的禁忌证，主要原因是并发症发生率较高，完全切除可能性较小，而恶性病变可能性较大。若病理诊断为良性者可分块切除。

（4）直径大于 5 cm 息肉需在 3～4 周内分次切除。

▎并发症及防治 ▎

并发症主要包括出血、穿孔等，同 EMR。

▎术后注意事项 ▎

适当休息，避免剧烈活动，无渣饮食，监测腹痛及便血症状。

▎疗效预测 ▎

息肉高频电切术是直接采用圈套器将息肉切除的方法，可出现切除不完全，或误将恶性息肉切除造成肿瘤再次切除困难等情况，术后病理评价及随访可有效明确切除效果。

二、内镜下黏膜切除术

内镜下黏膜切除术（endoscopic mucosal resection，EMR）是从黏膜大块活检发展而来的，是近 25 年来内镜治疗最具意义的进展之一。EMR 在国内外已被广泛用于消化道浅表病变的治疗，其治疗效果与外科手术相近，又可避免开放手术带来的创伤和并发症，术后恢复快。

▎适应证与禁忌证 ▎

1. 适应证
（1）消化道癌前病变：腺瘤、各型异型增生。

（2）消化道早癌：① 病理类型为分化型癌，超声内镜诊断局限于黏膜内癌，病灶为隆起或平坦型，直径小于 2 cm，凹陷型病灶直径小于 1 cm，局部不合并溃疡；② 肿瘤侵犯至黏膜下（sm1），超声内镜或 CT 未发现淋巴结肿大，病变直径大于 3 cm 需分片切除者，为相对适应证；③ 消化道局灶性或弥漫性病变，活检不能确诊者。

2. 禁忌证

（1）内镜下提示有明显黏膜下浸润表现，如组织坚硬、抽吸气体及充气后活动度差以及黏膜下注射后抬举征阴性。

（2）放大内镜下发现可疑黏膜下浸润癌表现，超声内镜检查发现淋巴结转移表现。

（3）严重肝病、血液疾病等有出血倾向的疾病患者。

手术过程

1. 器械准备

同高频电切术。

2. 术前准备

常规准备同高频电切术。术前行超声内镜及放大肠镜检查明确病灶浸润深度及病变性质，明确是否合并淋巴结转移。超声内镜选择高频小超声探头，频率为 12～20 MHz。

3. 手术步骤

首先行黏膜下注射，1∶10 000 肾上腺素生理盐水加亚甲蓝 3～4 ml 使黏膜与肌层分离，并使黏膜隆起，托起息肉并预防出血；肠腔内充气，使病变与正常组织分界清晰，选择病变最突出处使用圈套器，使钢丝紧压在病变局部；收紧圈套器，再次充气使肠腔扩张，明确圈套器将病变完全包含后采用高频电切割治疗。若分块切除残余息肉，每块应不超过 1 cm，以保证操作安全。

操作要点及手术技巧

同高频电切术（病例 2）。

病例 ❷ 患者女性，56 岁，距肛缘 20 cm 处见 Ⅲ 型伴侧向生长肿物，大小 2.0 cm × 0.8 cm。

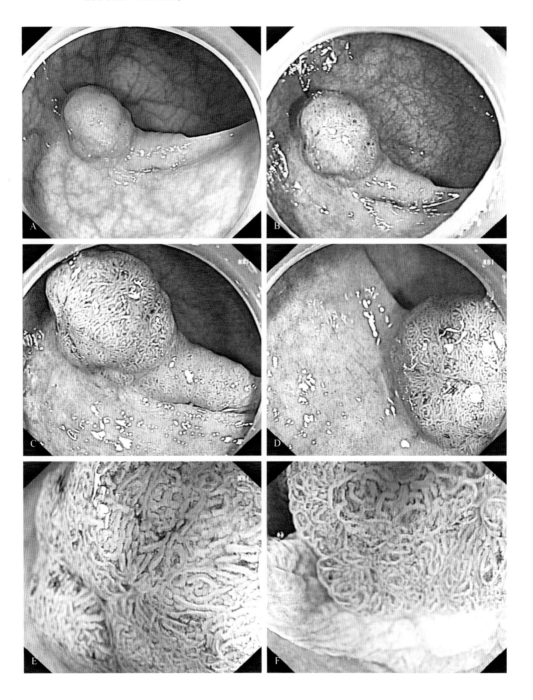

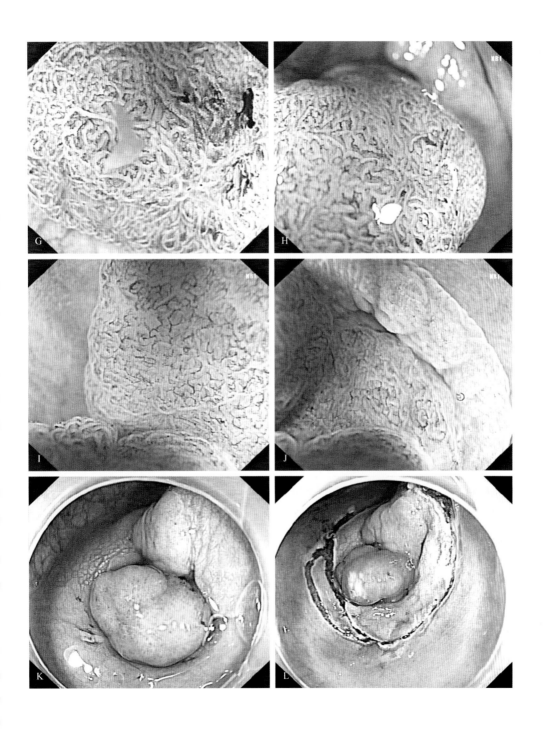

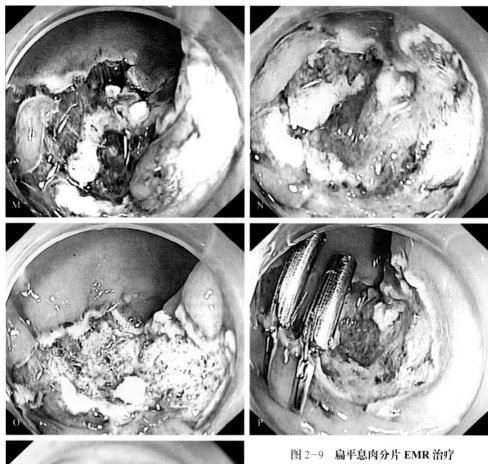

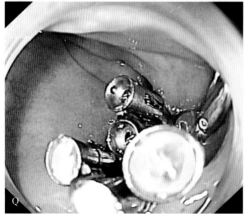

图2-9 扁平息肉分片EMR治疗

A· 距肛缘20 cm处见Ⅲ型伴侧向生长肿物，大小
2.0 cm×0.8 cm。

B· NBI观察远景图。

C～J· 放大肠镜观察示大部分腺体呈管状结构，JNET
分型ⅡA型，其中图I分型为Ⅱb型。

K· 黏膜下注射亚甲蓝盐水，抬举征阳性。

L· 铥刀沿肿物边缘外0.5 cm划开黏膜。

M、N· 分片切除肿物。

O· 热活检钳处理创面。

P～Q· 组织夹夹闭创面，病理示管状腺瘤伴灶状高级
别上皮内瘤变。

术后处理

手术当日禁食，次日进流食，避免刺激性饮食。抗生素不作为常规使用，若手术时间较长，反复黏膜下注射者可预防性使用。

并发症与手术注意事项

黏膜切除是治疗消化道早癌及癌前病变常用的安全、有效的治疗方法，其优点是创伤小，但操作不当可发生如下并发症。

1. 出血

小动脉出血发生率为 1.4%，可呈喷射状出血。术前无法预估是否可能会发生出血，因此术前应充分准备止血器材。出血量少时可采用热活检钳或局部 APC 止血。常用小的组织夹夹闭出血血管，可快速、有效、长期止血。同时小组织夹可夹闭 EMR 术后溃疡性创面，亦可预防出血。

2. 穿孔

可因内镜操作过程中控镜较差而发生穿孔，常见于初学者。如切割时圈套器抬举不完全，无法观察清楚圈套组织的多少及与黏膜的靠近情况，切除过程可能累及黏膜下肌层及广泛损伤非病变黏膜而易出现穿孔。部分病变黏膜下注射抬举差，圈套器可将肌层卷入而导致切割过深。电凝时间延长可导致穿透肌层的损伤。发生穿孔后，腹部平片可发现腹腔游离气体。可予止血夹夹闭创面，保守治疗多可痊愈。若穿孔累及腹膜，严重者需行外科手术治疗。

术后效果评价

EMR 术后评价病灶是否被完全切除的标准主要是评估原发灶是否被切除且周围被正常黏膜包绕，若是，则病理上认为治愈。

内镜治疗仍可有一定的残留病灶复发。若病灶局限于黏膜层，可再次行 EMR 治疗；若浸润深度超过黏膜下层，应行常规手术治疗，且 EMR 术后 1 年内需行 2 次内镜检查；若复发病灶不超过黏膜层，直径小于 2 cm，可再次行 EMR 治疗且有长期治愈的效果。

第四节·内镜下黏膜剥离术

概述

内镜下黏膜剥离术（endoscopic submucosal dissection，ESD）是 EMR 的延伸和发展，拓展了内镜下治疗的适应证，用于治疗早期消化道肿瘤及黏膜下病变。对于 EMR 不能一次性完全切除的病变可采用 ESD 治疗，可一次性完整大块地切除病灶，降低病灶的复发率，同时能更准确地评估切除标本的病理性质及根治情况。ESD 治疗了一些既往需外科手术的疾病。

1. 器械准备

包括：结肠镜及超声探头（采用 Olympus UM-3 和 UM-25R，频率分别为 12 MHz 和 20 MHz）、注射针、热活检钳、止血夹、ERBE VIO 高频电切装置和 APC 氩离子凝固器、Olympus 钩形电刀（hook knife）、IT 刀（insulation-tipped knife）（图 2-10）、铥刀（图 2-11）、内镜头端安装透明帽。

2. 药物准备

黏膜下注射药物：盐水、1∶10 000 肾上腺素、甘油果糖、玻璃酸钠。

3. 术前准备

同 EMR。

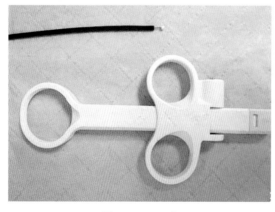

图 2-10　**IT 刀**

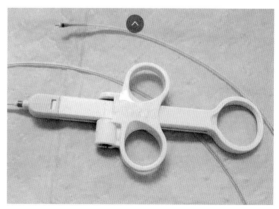

图 2-11　**铥刀**

手术适应证与禁忌证

1. 适应证

（1）巨大扁平息肉：通常直径大于 2 cm 的扁平息肉行 EMR 治疗不能完整切除，可行 ESD 治疗，后者可一次完整切除，避免复发。

（2）早期消化道肿瘤：各种异型增生、上皮内瘤变、原位癌、伴有溃疡性的病变以及直径小于 3 cm 的病变等。

（3）黏膜下肿瘤：经超声内镜检查确定位于黏膜肌层及黏膜下层的肿瘤可行 ESD 完整剥离。来源于固有肌层的肿瘤行 ESD 切除可出现消化道穿孔，故不主张勉强剥离，但可通过内镜下修补术缝合创面，使患者免于开放手术。

（4）EMR 术后复发病灶：既往行 EMR 治疗的病灶有黏膜下纤维粘连，会导致再次行 EMR 困难；ESD 可自病灶下方的黏膜下层剥离病灶，从而完整、大块切除肿瘤，避免分块 EMR 切除带来的病变残留和复发。

2. 禁忌证

与 EMR 相同。

手术步骤

术前准备基本同 EMR，包括：了解病灶大小、行超声内镜确定病变深度、排除淋巴结转移等情况。

ESD 操作步骤包括以下 6 步（病例 3 和病例 4）。

1. 染色

在边缘不清的病灶表面喷洒 0.4% 靛胭脂染色观察，确定病灶范围，或采用放大内镜观察确定病灶边缘。

2. 标记

用针刀或氩气刀在病灶边缘行电凝标记，标记直径 0.5 cm，间隔 2 mm。

3. 黏膜下注射

抽取 1∶4 玻璃酸钠盐 + 肾上腺素盐水多点黏膜下注射，直至病灶被托起。

4. 环形切开

用钩形电刀或 IT 刀沿病灶边缘标记点切开病灶外侧缘黏膜（Enddocut 模式，效果 3，输出功率 60 W）。该步骤决定被切除病灶形态，同时应保证切缘未被病变累及。通常应先切开病灶远侧黏膜。

5. 黏膜下剥离

在透明帽支持下反复行黏膜下注射、分离，逐层剥离（Eddocut 模式，效果 3，输出功率 60～80 W），大块完整地剥离病灶，术中随时止血，应在直视下操作，避免消化道穿孔，剥离困难时可直接采用圈套器切除。

6. 创面处理

包括创面血管处理及边缘检查。可采用氩气、热活检钳、金属钛夹处理巨大溃疡面，预防迟发型出血；可采用钛夹夹闭创面，预防穿孔。

病例 ❸ 患者女性，64 岁，直肠肿物 ESD 切除（图 2-12）。

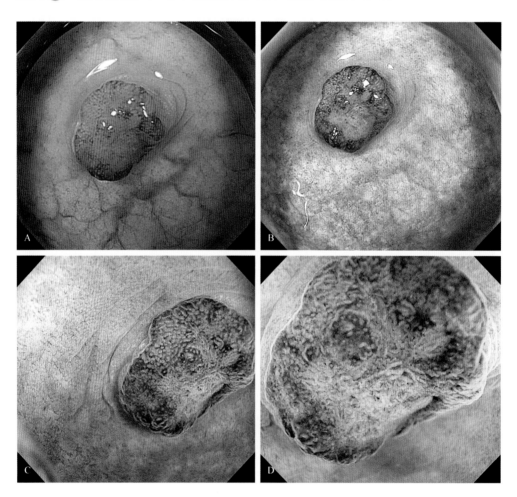

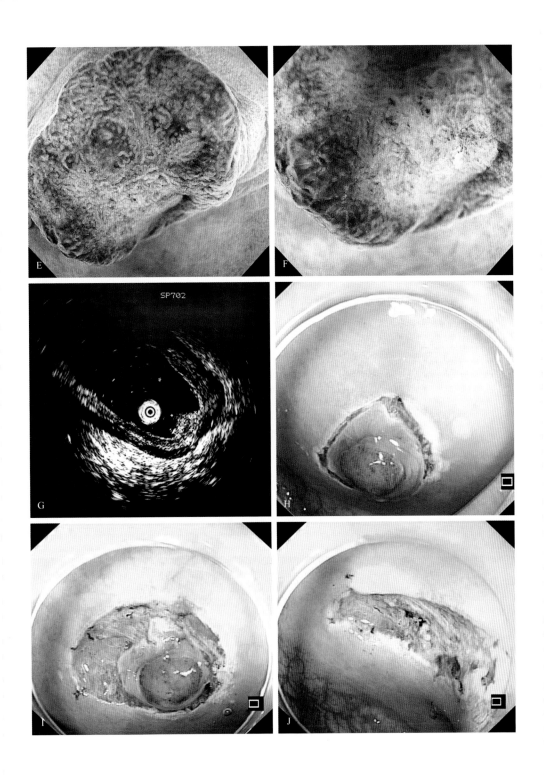

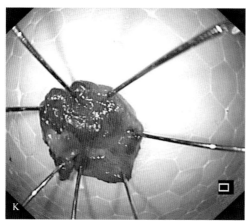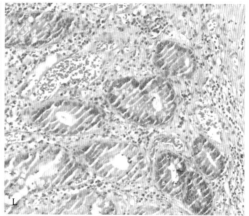

图2-12 直肠肿物ESD治疗

A · 直肠于白光内镜下远距离观察，见0.7 cm Isp肿物，色红，表面略凹陷，边缘局部隆起，局部血管可疑消失。

B · NBI观察发现凹陷处血管消失。

C～F · 进一步近距离观察凹陷处，见腺管结构消失，血管走行不规则、局部消失，可疑癌变。边缘病灶腺管呈ⅢL型、规则，CP Ⅱ型。

G · 超声显示病灶来源黏膜及黏膜下层，顶部黏膜下不规则低回声，提示恶变，黏膜下层完整。

H、I · 确认病灶未侵犯黏膜下层，初步诊断为息肉恶变，对病灶进行黏膜下注射玻璃酸钠+亚甲蓝盐水注射液后，抬举征阳性，用铥刀沿病灶外2 mm划开黏膜层，逐层剥离病灶。

J · 病灶被完整剥离后的创面，经止血后观察无明显渗血。

K · 止血夹数枚夹闭创面。

L · 标本固定，病理提示局灶恶变。

病例 ❹ 患者男性，50岁，直肠距肛缘4 cm处见一5 cm肿物，行ESD治疗（图2-13）。

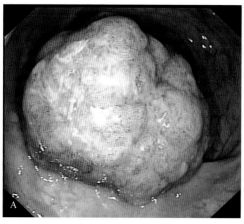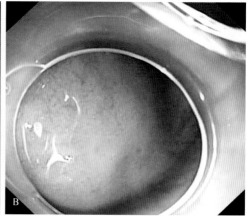

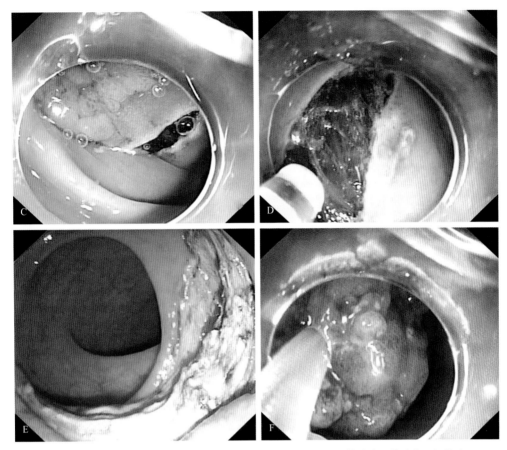

图 2-13　直肠巨大肿物 ESD 治疗、分块切除，病理提示示管状腺瘤局灶癌变，切缘净

A · 直肠见 5 cm 肿物，局部边缘呈侧向生长，基底宽。

B · 黏膜下注射亚甲蓝＋玻璃酸钠盐水注射液，抬举征阳性。

C · 铥刀沿肿瘤边缘切开。

D · 黏膜下可见较粗血管供应肿物生长。

E · 圈套器分块切除肿物。

F · 肿物切除术后创面。

▍ 操作要点及手术技巧

目前常用于 ESD 治疗的黏膜剥离刀有 IT 刀、钩形刀、Flex 刀、针刀等。上述剥离刀与病变的接触面积依次减少，切开能力依次增大，凝固特性依次降低。针刀和 Flex 刀可用于标记和预切开，Flex 刀和 IT 刀可用于环切。几种刀都可以用于黏膜下剥离，但由于切开操作的特性不同，要根据病变部位和切开剥离角度的不同选择不同的刀。针刀可用于各方向的切开剥离，但需注意，如果针刀与肠壁方向垂直可引起穿孔。Flex 刀安全性较高，但刀的长度及方向需及时调节。钩刀可用于纵横切开，剥离较为安全。IT 刀安全性较高，穿孔风险低，可用于长距离切开，但受到切开方向的限制，对于某些部位的操作困难较大，选用附送水功能的内镜可保持良好的手术视野。标本切除后需及时展开照相、固定，与病理科医师沟通，完整、全面、系统地制作和阅读切片。

术后处理

1. 标本处理

切除的病灶采用大头针固定，测量标本最大长径及垂直短径，4% 甲醛固定标本并送检，确定病变性质及切缘有无累及。

2. 追加治疗

根据病变标本的病理检查结果，确认需要追加治疗的情况。

（1）深部断端癌细胞（＋），必须行结肠切除＋淋巴结清扫术。

（2）水平断端癌细胞（＋），癌性病变局限于黏膜层，追加施行扩大范围的内镜下切除术，APC 灼烧治疗并向患者明确交代病情，密切随访。也可行肠切除治疗。

（3）水平断端癌细胞（－），但浸润深度已达黏膜下层者，如为 Sm1，可向患者明确交代病情后密切随访。如果脉管侵犯阳性，必须行手术切除＋淋巴结清扫。

3. 饮食

患者术后第 1 天禁食，常规补液，可预防性使用抗生素，监测腹痛及出血情况，并进行生命体征监护，如有迟发性出血可再次行内镜下止血治疗。

4. 随访

术后第 6、12 个月随访内镜，了解病变愈合情况，于术后瘢痕处活检了解病灶是否复发。

并发症处理

ESD 常见并发症为穿孔和出血。

1. 穿孔

常发生于术者的初期学习及提高阶段。在 ESD 操作过程中始终保持视野清晰是避免穿孔的根本方法。其次，充分的黏膜下注射可很好地预防穿孔。目前常用的黏膜下注射药物为肾上腺素、玻璃酸钠或甘油果糖＋亚甲蓝，效果显著。穿孔发生后，可于术中给予金属夹夹闭裂孔，结合禁食、禁水、抗生素等治疗，可避免外科手术。

2. 出血

盲目止血易造成术中穿孔，出血量较多时将不得不终止操作，止血失败需外科手术治疗。术中剥离过程中创面逐渐暴露，若有少量渗血可用冰盐水或2%去甲肾上腺素冰盐水冲洗，小血管出血可直接电凝处理，较大的血管出血应采用热活检钳止血。术后创面有效处理及止血夹有效夹闭创面可有效预防术后出血及穿孔。由于ESD术后给予创面止血处理及创面止血夹封闭，故结直肠相比胃较少发生ESD术后迟发性出血。ESD术后常规给予禁食、禁水，可适当给予抗生素，若在静脉营养治疗情况下发生迟发性出血，可再次给予内镜下止血治疗。

▪ 疗效评价 ▪

ESD治疗可有效切除早癌或癌前病变，病灶切除完整，病理可更加明确手术切除效果，远期疗效值得肯定，甚至可完全治愈，避免患者行外科手术引起较大手术创伤。

第五节·内镜下其他肿物切除技术

内镜下黏膜挖除术（ESE）和内镜下经黏膜下隧道肿瘤切除技术是近年来常用的肠镜下肿瘤切除新技术。这两种方法改善了过去只能由外科手术切除的黏膜下肿物及侵犯固有肌层的肿瘤切除治疗，创伤小，保留了消化道的正常生理结构和功能，对患者的生存质量影响较小。ESE 主要适用于切除小于 3 cm 的向消化道管腔生长的低度恶性或黏膜下良性肿瘤或神经内分泌瘤，部分术后再发肿物侵犯肌层而患者不愿行手术的亦适用。内镜下经黏膜下隧道肿瘤切除技术适用于面积较大的扁平肿物切除，可加快肿瘤的切除速度。

射频消融技术是通过高频交流电的作用引起组织内带电粒子运动产生热量，从而使细胞内外水分蒸发，细胞干燥、固缩脱落以致无菌坏死的技术。

第六节·肠道支架置入术

概述

肠梗阻是结直肠癌患者常见并发症之一，进展期结直肠癌向腔内生长，或者腔外转移的肿大淋巴结压迫常引起肠腔狭窄，均可引起肠梗阻。发生肠梗阻后需外科急诊手术干预。恶性肿瘤姑息切除术或结肠造瘘术是治疗结直肠癌伴梗阻的常用手段，但因发生肠梗阻的患者一般全身情况较差，无法进行充分的肠道清洁准备，手术死亡率高。Dohomoto等在 1990 年首次在结肠镜引导下应用直肠支架治疗恶性狭窄。1994 年 Tejero 等报道了 X 线透视引导下置入结肠支架治疗 2 例结肠梗阻并获得成功。经结肠镜引导肠道支架置入术解除结直肠恶性梗阻是一种微创治疗的新技术。对于不能耐受手术或无法行根治性切除的结直肠恶性狭窄的患者，放置肠道支架可以解决梗阻症状，延长生命。该项治疗可以避免做永久性人工肛门，并保持正常生理状态的肛门排便，从而减轻患者痛苦，提高其生活质量，因而更易为患者接受。对于有手术机会的患者，肠道支架的应用可以及时解除梗阻，恢复肠道功能，SEMS 置入作为择期手术的桥梁，可将急诊手术转变为更安全的择期手术。

手术适应证与禁忌证

1.急性结直肠癌梗阻的急诊处理手段

以解除肠梗阻、缓解症状、恢复肠道功能、改善患者一般情况为目的，为择期手术创造条件，以减少手术并发症和降低死亡率。《欧洲自膨式金属支架治疗结肠癌性梗阻指南》仅将自膨式金属支架（self-expandable metallic stent, SEMS）置入术作为有症状的左半结肠癌性梗阻患者的外科择期手术过渡性治疗方法，不推荐作为标准治疗方法。对有可能治愈的左半结肠癌性梗阻患者，如果行急诊手术，术后死亡风险将增加，可以考虑使用 SEMS 置入术替代急诊外科手术。对于此类患者，建议 SEMS 置入术后 5～10 天行择期手术。

2.结直肠癌引起梗阻且无手术指征者的主要姑息性治疗手段

新指南认为，SEMS 置入术是结肠癌性梗阻患者姑息性治疗的首选治疗方法，即失去手术根治机会的结直肠癌晚期患者的一种有效的姑息治疗方法，可改善生活质量，避免因肠梗阻诱发电解质紊乱及出现腹胀、腹痛症状。新指南进一步明确指出，在不使用抗血管生成药的情况下，接受 SEMS 置入术的姑息性治疗患者可以安全地进行化疗。但如果患者曾经应用或者考虑应用抗血管生成药（如贝伐珠单抗）治疗，因支架置入术后结肠穿孔风险高，故不推荐 SEMS 置入术作为姑息性手段。

对于姑息治疗病例，支架置入时机尤为重要。虽然结肠镜或影像学检查显示肠管狭窄，但是在不完全梗阻时置入支架的患者临床症状缓解不明显，而且支架易滑脱、移位，所以对于无严重狭窄的患者，结肠支架置入应相对禁忌。建议选择已出现明显肠梗阻症状时置入支架，既改善患者梗阻症状且不易发生支架滑脱。随着肿瘤进展，出现肠道管腔不对称狭窄、肠腔闭塞等，均可造成肠镜或导丝无法通过狭窄段抵达病变近端，从而无法进行病变精确定位和判断病灶长度，影响支架放置，最终引起支架置入失败。一般认为，梗阻处狭窄长度不宜超过 10 cm，以 3 cm 以下最适合支架置入。如狭窄过长，操作难度将增大，成功率低，且支架过长，支架张力低，即便支架放置成功也易堵塞。为解决支架张力较低问题，可考虑层叠支架的方法。当姑息性治疗的 SEMS 发生再梗阻或者移位时，指南推荐内镜下支架重置或再置入。如果患者发生支架相关的穿孔，应考虑外科手术治疗。

▪ 具体操作方法与手术步骤 ▪

1. 术前准备

改善患者一般情况，术前禁食、禁水，肠外应用胃肠减压，纠正水电解质紊乱，完善血常规、凝血功能、心电图、腹部增强 CT 等术前检查，行无痛肠镜检查前需完善麻醉评估。在术前应掌握肠道梗阻的部位、长度、性质，并明确是否系单一部位梗阻。术前 2 小时清洁灌肠 3 次。结肠癌梗阻患者置入肠道支架前，不建议预防性应用抗生素，因为术后感染的风险很低。

2. 术后处理

术后密切观察腹痛、腹胀缓解及排便情况，检查腹部体征，补液支持治疗。支架置入术后 24～48 小时开始进食流质，并逐步进食半流质。对于肠鸣音恢复，有排气，但排便不畅者，可服用缓泻剂。建议 24～48 小时后复查腹部平片，评估梗阻缓解情况。对于有手术机会的患者，支架置入术后 5～10 天后进行手术治疗，手术前可按常规服泻药进行肠道准备。

操作要点及手术技巧

见图 2-14～图 2-17。

支架置入术并发症

可能发生的并发症包括术中出血、肠壁损伤、肠道穿孔、术后腹痛、支架移位及置入支架术后肠梗阻复发。

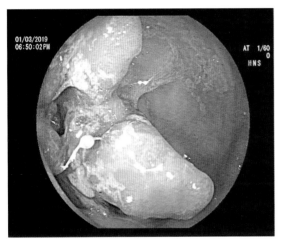

图 2-14 内镜检查，明确梗阻部位，标记梗阻点至肛缘的距离

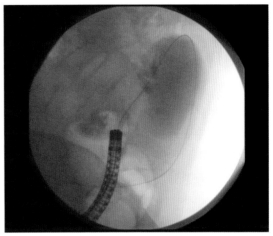

图 2-15 明确梗阻部位后，保留内镜位置，内镜引导下留置导丝，在放射线观察下明确导丝位置，造影，测量梗阻长度以备选择支架

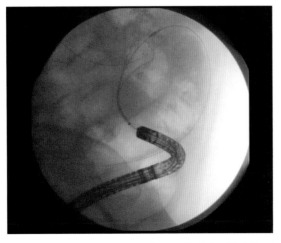

图 2-16 沿导丝置入支架，在放射线观察下将支架开放；过程中可再次少量注射造影剂，观察是否有穿孔发生

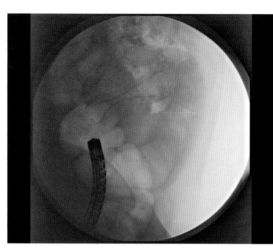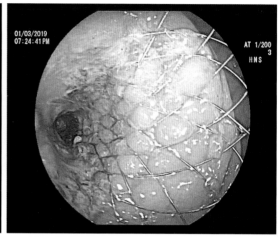

图 2-17　在内镜和放射线下再次确认支架位置及开放情况，一般可见梗阻位置之上的肠管扩张减轻及粪液流出通畅，说明支架解决梗阻效果好

　　术中发生出血、肠壁损伤、肠道穿孔均由操作过程中支架推送器、导丝引起，一般情况下，出血、腹痛、肠壁损伤临床症状较轻，无须特殊处理，可自行缓解。但是在操作过程中一旦发现造影剂外渗至肠壁外、腹腔内，且患者腹痛剧烈、有腹膜刺激征，应考虑术中肠道穿孔，需要紧急外科手术治疗。指南推荐，结肠支架置入术时内镜和 X 线透视相结合，可早期识别穿孔。有研究认为，引起穿孔的原因与病变呈成角狭窄，记忆金属支架置入体内后形态保持直挺而对病灶产生压迫或引发部分撕裂有关。因此，对于肠腔完全闭塞的狭窄或弯曲部位的狭窄，可选择内径相对较小、材质顺应性好的支架，避免发生穿孔。另外，为减少穿孔，不建议梗阻性结直肠癌患者在 SEMS 置入术前或术后进行狭窄部位扩张。在有憩室性狭窄以及在内镜或 CT 扫描时怀疑有憩室性疾病时，应该避免肠道支架置入。

　　术后最常见并发症为支架移位，支架移位通常发生在置入 24 小时内，通过术后 24 小时后复查立位腹平片即可明确。如明确发生术后支架移位，指南建议拔除移位支架，重新放置新支架。另外，术后腹痛原因多为梗阻复发。术后近期梗阻复发的原因多为支架选择过小，支架未能在狭窄区域完全释放，建议支架展开后合适的延伸长度为超过每一端病变部位至少 2 cm。另一个引起短期内梗阻复发的原因为粪块引起梗阻，为避免此情况，叮嘱患者服用缓泻剂保持大便通畅，防止粪便嵌塞引起梗阻。对于解决近期梗阻问题，有研究认为覆膜支架与裸支架同样安全、有效，建议支架的直径应该不小于 24 mm。远期梗阻复发原因多为肿瘤组织或肉芽组织向腔内生长，为避免此情况，可放置带膜支架。

第七节 · 消化内镜在结直肠癌术前的辅助作用

众所周知，外科结直肠癌根治术是治疗结直肠恶性肿瘤的一线方案，完整切除病灶可以有效地治疗结直肠癌。近年来，"精准治疗"及"多学科联合治疗"的概念越来越深入，内镜专家及肿瘤内科专家提出术前结直肠癌内镜病理评估及术前新辅助治疗（即术前放化疗综合治疗）已越来越多地应用于临床实践中。传统外科手术在达到根治结直肠癌目的的同时，给患者带来的手术损伤及心理影响是显而易见的，特别是直肠恶性肿瘤，外科 Miles 手术结肠造瘘，二期再造人工肛门，对患者生活影响极大。另外，对于局部肿瘤组织浸润较深，肿瘤和周围组织血管粘连的患者，术中很难彻底切除肿瘤。为此，如何降低局部复发率、提高生存率及保留肛门括约肌已成为临床研究的热点。在欧美国家，多学科联合治疗（MDT）已被引入结直肠癌治疗，术前新辅助治疗已成为 II ~ III 期直肠癌患者的标准治疗方案。具体方法为：术前针对结肠镜下所取标本行病理免疫组化分析，选择合适的化疗药物术前化疗或放疗。其目的在于缩小肿瘤原发灶，减小转移的肿瘤细胞，提高手术切除率，提高保肛率，延长患者无病生存期。循证医学资料表明，64% ~ 81% 的患者可以在新辅助治疗中受益，25% ~ 27% 的患者达到完全病理缓解。术后的辅助治疗主要需根据直肠癌患者的术后病理等情况，目的是改善患者的预后。

"术前新辅助治疗—手术—术后辅助化疗"现在已经成为常规的进展期直肠癌综合诊疗模式的一部分。术前新辅助治疗在结直肠癌综合治疗中意义明确。术前辅助治疗需要准确的病理评价，而且对肿瘤至肛缘的距离有更加精准的要求。结直肠癌术前内镜检查对于结肠癌的意义更加明确，原则上，所有疑似结直肠癌的患者均应在术前完善结肠镜检查，其相对禁忌证包括：① 严重心肺疾病、重度贫血、患者无法耐受；② 急性腹膜炎、肠穿孔、腹腔内广泛粘连；③ 严重肠道感染，完全性肠梗阻患者，此类患者可不必完善肠道准备；④ 妊娠期女性。直肠镜和乙状结肠镜适用于病变位置较低的结直肠病变。如环型肿物引起肠腔狭窄，内镜通过有诱发穿孔风险的，无须勉强通过，可行盆腔增强核磁共振或增强 CT 替代内镜检查。内镜下对结直肠癌取病理的，为提高病理阳性率，建议取样 5 块以上，必要时可应用荧光内镜、放大内镜等特殊内镜协助。内镜检查报告必须包括：进镜深度、肿物大小、距肛缘位置、形态、局部浸润的范围，对可疑病变必须行病理活组织检查。因肠壁不固定的特点，内镜检查对结直肠癌的位置测量存在误差，因此早期结直肠癌需要术前定位的，需要应用金属夹或局部染色技术。

另外，在结直肠 TNM 分期中超声肠镜对观察局部淋巴结转移及肠壁浸润情况也非常敏感（图 2-18、图 2-19）。综合文献报道，结直肠癌超声肠镜诊断局部淋巴结转移准确率为 70% 左右，尤其对于诊断小于 1 cm 的淋巴结准确性及敏感性都高于 CT 检查。正常结直肠壁的超声图像和胃壁一样，7.5 MHz 超声频率下正常结直肠壁超声图像表现

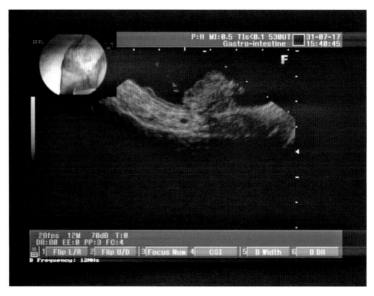

图 2-18　应用超声肠镜判断肠壁浸润深度

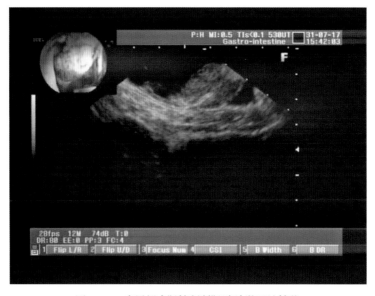

图 2-19　应用超声肠镜判断肠壁外淋巴结转移

为5层结构,第1、3、5层为高回声,而第2、4层为低回声。从肠腔由内向外,第1、2层相当于黏膜层,第3层相当于黏膜下层,第4层相当于固有肌层,第5层相当于浆膜下和浆膜层。20 MHz超声频率下,正常结直肠壁超声可以见到9层结构,第1、2、3、4层为黏膜层,第5层为黏膜下层,第6、7、8层为固有肌层,需要注意的是直肠下段无浆膜层,其外层与直肠周围脂肪相连组成高回声带。肠癌通常表现为低回声肿块,其回声强度介于第3层高回声和第4层低回声之间。低回声肿块突入肠腔或位于肠壁内或形成半环形、环形肿块,肠壁多层层次不清、消失、扭曲、中断或增厚,肿瘤侵犯第1、2、3层为T_1期,肿瘤侵犯第4层为T_2期,肿瘤侵犯至浆膜或肠壁周围脂肪为T_3期,肿瘤累及邻近器官或腹膜腔为T_4期。肿瘤旁,直径≥5 mm的或与肿瘤直接相连的低回声病灶诊断为转移性病灶。如果超声肠镜在肿瘤旁发现圆形边界清晰的直径超过1 cm的低回声肿块,淋巴结转移的可能性为90%以上。针对可疑低回声肿块,可在超声引导下行细针穿刺,进一步明确肿物性质。对于内镜下ESD方法治疗早期结肠癌,术前超声内镜诊断为黏膜内癌也是手术的前提条件。

结直肠癌的完整诊断应该包括影像、内镜及病理诊断,其中病理诊断是结直肠癌确诊及治疗的依据,也是TNM分期的前提。通过综合诊断方式确诊为浸润癌的患者均应根据指南进行外科手术或术前辅助治疗后二期手术治疗。内镜下取材是获取术前病理的唯一方式,通过放大内镜在NBI下观察血管及表面微结构可以在一定程度上对浸润深度做初步评价,但是结肠镜下取活检无法对浸润深度做客观评估。通过内镜活检诊断为高级别上皮内瘤变的病例,临床医师应当了解活检标本的局限性。因活检病理不能完全确定有无黏膜下浸润,若活检病理诊断为高级别上皮内瘤变,此时肿瘤主体可能为浸润性癌。建议临床医师应综合其他临床信息,包括内镜或影像学评估的肿瘤大小、侵犯深度、是否可疑淋巴结转移等,避免病理评价低估患者病情,必要时可考虑放大内镜下取病理。结直肠癌病理报告内容应包括标本类型、肿瘤部位、大体类型、肿瘤大小、组织学类型及分级、浸润深度、有无脉管和神经侵犯、切缘及淋巴结转移情况。对于内镜下黏膜切除术和内镜下黏膜剥离术的标本,应报告标本切缘及黏膜下浸润深度并分级。若肿瘤具有3或4级分化、黏膜下深层浸润、脉管侵犯、切缘阳性(肿瘤距电灼切缘小于1 mm)等高危因素,临床需考虑再行外科手术。确定为复发或转移性结直肠癌时,推荐检测肿瘤组织 *K-ras* 及 *N-ras* 基因、*BRAF* 基因、错配修复蛋白表达或微卫星状态及其他相关基因状态以指导进一步治疗。

为了提高病理诊断质量,推荐使用10%中性缓冲甲醛固定液。固定液量必须大于或等于固定标本体积的 5～10 倍。标本应尽快剖开固定，从离体到开始固定的时间不宜超过 30 min。建议由病理科医师进行标本剖开。病理申请单除写明患者基本信息外，应记录标本和肿瘤病变的大小、各方位距切缘的距离，明确标记切缘的解剖学部位，如口侧缘、肛侧缘等，并标明肿物为无蒂（Ⅰs）型、亚蒂（Ⅰsp）型或有蒂（Ⅰp）型，取材时要考虑到切缘和有蒂息肉蒂部的浸润情况并能够客观、正确地评价。内镜下切除的结肠肿物标本建议由内镜医师规范化处理：无蒂息肉病变用墨汁标记切缘后，放入固定液，有蒂息肉可直接放入固定液，侧向发育型病变要求展平钉板后放入固定液中进行标本固定。

参 考 文 献

［ 1 ］ 黄长玉，吴攀，晋琼玉，等 . 内镜下黏膜切除术与高频电切术治疗直径＞ 20 mm 结肠息肉的临床对比研究［J］. 中国病案，2018，19（4）：98-101.

［ 2 ］ 何振，李鹏，张书田，等 . 消化道早癌内镜诊治进展［J］. 浙江医学，2016，38（6）：377-388.

［ 3 ］ 中华医学会内镜学分会 . 2015 中国早期结直肠癌及癌前病变筛查与诊治共识［J］. 中国实用内科杂志，2015，35（3）：211-227.

［ 4 ］ Kataoka Y, Tsuji Y, Sakaguchi Y, et al. Bleeding after endoscopic submucosal dissection: Risk factors and preventive methods［J］. World Journal of Gastroenterology, 2016, 22(26): 5927-5935.

［ 5 ］ Ribeiro MS, Wallace MB. Endoscopic treatment of early cancer of the colon［J］. Gastroenterology & Hepatology, 2015, 11(7): 445-452.

［ 6 ］ Chinese Society of Clinical Oncology (CSCO) diagnosis and treatment guidelines for olorectal cancer working group. Chinese Society of Clinical Oncology (CSCO) diagnosis and treatment guidelines for olorectal cancer 2018 (English version)［J］. Chin J Cancer Res, 2019, 31(1): 117-134.

［ 7 ］ Nagtegaal ID, Marijnen CA, Kranenbarg EK, et al. Circumferential margin involvement is still an important predictor of local recurrence in rectal carcinoma: not one millimeter but two millimeters is the limit［J］. Am J Surg Pathol, 2002, 26: 350-357.

［ 8 ］ Matsuda T, Saito Y, Fujii T, et al. Size does not determine the grade of malignancy of early invasive colorectal cancer［J］. World J Gastroenterol, 2009, 15(22): 2708-2713.

［ 9 ］ Sold M, Kähler G. Improved techniques for endoscopic mucosal Resection (EMR) in colorectal adenoma［J］. Viszeralmedizin, 2014, 30(1): 33-38.

［10］ Rey JF, Beilenhoff U, Neumann CS, et al. European Society of Gastrointestinal Endoscopy (ESGE) guideline: the use of electrosurgical units［J］. Endoscopy, 2010, 42(9): 764-772.

［11］ National Comprehensive Cancer Network.NCCN clinical practice guidelines in oncology: colon cancer (V2.2011)［EB/OL］.(2020-05-28)［2012-08-12］. https://www.nccn.org/professionals/physician_gls/default_nojava.aspx.

［12］ Chen PJ, Lin MC, Lai MJ, et al. Accurate classification of diminutive colorectal polyps using computer aided analysis［J］. Gastroenterology, 2018, 154(3): 568-575.

［13］ Doubeni CA, Corley DA, Quinn VP, et al. Effectiveness of screening colonoscopy in reducing the risk of death from right and left colon cancer: a large community based study［J］. Gut, 2018, 67(2): 291-298.

［14］ Tsai WS, Nimgaonkar A, Segurado O, et al. Prospective clinical study of circulating tumor cells for colorectal cancer screening［J］. J Clin Oncol, 2018, 36(4-suppl): 556.

［15］ Grothey A, Sobrero AF, Shields AF, et al. Duration of adjuvant chemotherapy for stage Ⅲ colon cancer［J］. N Engl J Med, 2018, 378(13): 1177-1188.

［16］ Ohtani H, Maeda K, Nomura S, et al. Meta analysis of robot assisted versus laparoscopic surgery for rectal cancer［J］. In Vivo, 2018, 32(3): 611-623.

第三章

结直肠癌
介入治疗技术

第一节 · 概述

介入放射学（interventional radiology，IR）又称介入治疗学，是近年迅速发展起来的一门将影像诊断和临床治疗融于一体的新兴学科，介于传统的内科学和外科学之间。它涉及在影像设备的引导和监视下，利用穿刺针、导管及其他介入器材，通过人体自然孔道或微小的创口将特定的器械导入人体病变部位进行微创治疗的一系列技术。目前介入放射学已经成为与传统的内科学、外科学并列的临床支柱学科。

介入治疗与外科治疗的相似点是对患者都有创伤，不同点是介入治疗对患者的创伤比外科手术小得多。正是由于介入治疗"微创"这一特点符合当代医学发展的方向，原来需由创伤较大的传统外科治疗的疾病可以通过微创治疗，大大减轻了患者的痛苦和创伤，所以目前介入技术在临床得到快速和广泛的应用。介入治疗与内科治疗的相似点是都可以用药物治疗，不同点是给药途径不同。内科治疗的给药途径主要是口服、肌肉注射或静脉注射，而介入治疗的给药途径主要是导管直接插到病变部位给药。

随着现代影像学及材料学的不断发展，并经过介入治疗学者的长期探索及完善，肿瘤的介入治疗蓬勃发展，各种先进的诊疗方法层出不穷，现已成为肿瘤治疗的中坚力量。介入放射学在消化道肿瘤，尤其是结直肠癌的诊断及治疗方面有着许多独到之处。介入的基础是影像，采用"通""堵""注""取"等技术，完成复杂的诊断及治疗过程。本篇将结合技术讲解结直肠癌的介入治疗，方便读者进行临床应用和知识总结。

介入放射技术必须在医学影像设备的监视下进行操作，所以做介入手术离不开医学影像设备的导向。介入科医师必须熟练掌握这些设备的使用和诊断，从而为介入手术的精确定位提供保证。以下介绍常用的医学影像导向设备及技术。

一、数字减影血管造影

数字减影血管造影（digital subtraction angiography，DSA）机是血管内介入最常用和最主要的监视设备（图3-1），DSA也是进行血管疾病诊断的"金标准"。其优点为

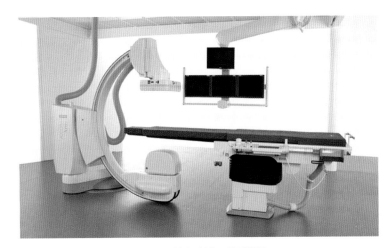

图 3-1 数字减影血管造影机

消除了骨骼、软组织对于对比剂注入血管后所得影像的影响，清晰显示血管和血流动力学表现。传统的 DSA 是二维成像，新一代 DSA 可以实现三维血管成像，还增加了 CT 等功能。C 臂 CT 不但能显示血管的 DSA 图像，还能同时利用其 CT 功能显示非血管结构。其缺点为：对术者和患者有电离辐射以及需使用对比剂。在非血管介入方面 DSA 机不如 CT、超声和 MR 设备。

二、超声

超声是非血管介入的主要导向手段之一，是甲状腺、肝胆、脾脏、卵巢和其他浅表器官活检术、引流术、消融术首选的影像监视方法。其优点是实时动态、无电离辐射、廉价，不需要对比剂，对血管定位具有良好的检测能力。其缺点是受声学成像的限制，对肺、颅脑等脏器无法进行检查，并有一定的盲区。图 3-2 为常用的超声机。

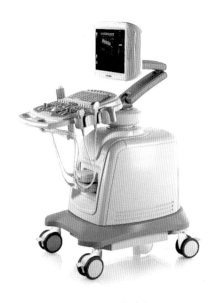

图 3-2 超声机

三、计算机体层成像

计算机体层成像（computed tomography，CT）同时具备 X 线的优点，并可行断层扫描，可精准、清晰地显示脏器结构及周围组织，故在临床上的应用越来越广泛。CT 是非血管介入的主要导向手段之一，主要应用于活检术、消融术、粒子植入术的导向，特别是对肺、纵隔、骨骼等结构的显示优于超声和核磁共振。其优点是可以对全身任何部位进行断层扫描。其缺点是对患者有电离辐射、治疗费用高，而且不能实时显示图像。图 3-3 为 CT 机示意图。

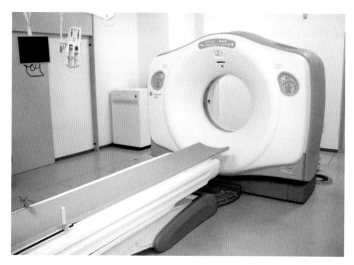

图 3-3　CT 机

四、开放式磁共振

开放式磁共振（magnetic resonance，MR）是非血管介入的导向手段之一，主要应用于中枢神经系统、肝脏等器官的活检术、消融术、粒子植入术。其优点是对中枢神经系统等的显像优于 CT、无电离辐射。其缺点是开放式磁共振设备（图 3-4）价格较高，目前难以普及；受专用的磁共振介入放射器材等的限制。目前开放式磁共振尚未在临床得到广泛使用，但应用前景良好。

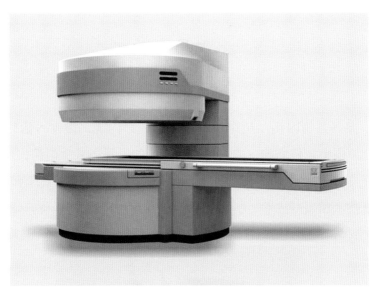

图 3-4　开放式 MR

五、X 线透视

X 线透视是最早用于介入放射的传统监视手段。但由于成像层次重叠、需要暗室操作、对术者的放射损伤等缺点，目前该技术基本已被其他技术所代替。图 3-5 为常用的透视设备。

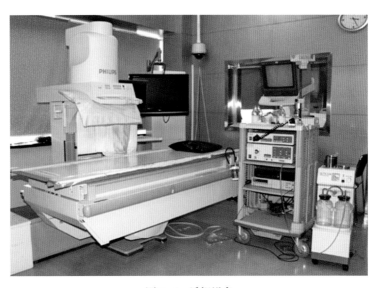

图 3-5　透视设备

六、内镜技术

内镜技术，尤其是将内镜及超声技术结合的超声内镜，为介入治疗开启了新的时代。其优点为超声内镜定位准确，能避免肠道气体的干扰，减少损伤，可降低并发症的发生概率，现正逐步成为临床介入医师重要的武器。其缺点为对临床介入医师要求高，需要其掌握内镜技术和超声技术。图3-6为常用的超声内镜设备。

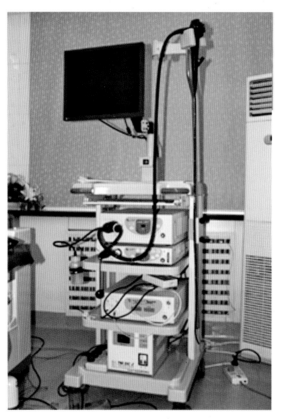

图3-6　超声内镜设备

第二节·常用的器材与对比剂

一、常用器材

介入放射技术是利用穿刺针、导管及其他介入器材，通过人体自然孔道或微小创口将特定的器械导入人体病变部位进行微创治疗的。像外科医生做手术需要手术刀、剪子、镊子、血管钳等工具一样，介入放射技术涉及的器材种类多，介入科医生必须熟练掌握这些器材的性能和使用方法。

本节将介绍介入放射学中最基本、最广泛应用的器材。根据介入放射治疗要求，还有很多其他器材，例如用于防止下肢静脉血栓脱落造成肺栓塞的下腔静脉滤器，用于取出异物或结石的网篮，用于肿瘤穿刺治疗的激光、微波、冷冻等器材，用于治疗血栓的旋切导管等。随着介入放射学和医疗器械工业的发展，将不断有新的器材被开发，并在临床得到应用和推广。

1. 穿刺针

穿刺针（图 3-7）是经皮肤穿刺进入人体内的针，是介入放射技术最基本的器材。介入手术是经过穿刺针建立的通道"介入"到体内而实施的。介入放射技术的"微创性"就体现在穿刺针建立的通路上。由于穿刺的部位不同，穿刺针的种类繁多，常用的有血管穿刺针、活检针、治疗针等。

2. 导管

导管（图 3-8）是进入人体血管或者脏器内的管道，具有传送药物等物质、引流体液和扩张管道的功能，是介入放射技术最重要的器材。介入放射科医师正是通过这条管道完成血管造影、栓塞、药物灌注、溶栓、血管成形、消融、积液和体液的引流等操作。根据使用目的，导管可分为造影导管、引流导管、球囊扩张导管等，分别用于造影、引流、扩张狭窄管腔。导管有粗细和长短之分，导管直径则用 F 表示，1F=0.335 mm。标准导管为 5F，低于 3F 的导管称为微导管，临床应用中要根据血管的粗细选用不同直径的导管。介入治疗最常用的导管称为造影导管，导管材料主要为聚四

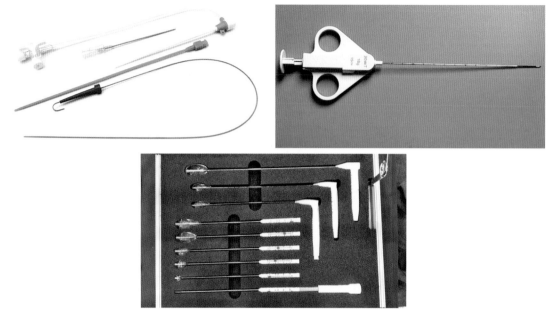

图 3-7　冷冻治疗针

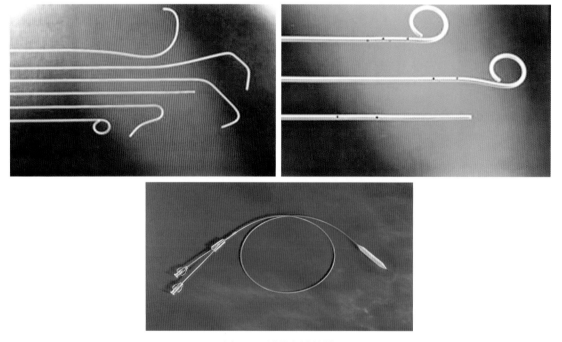

图 3-8　导管和导管鞘

氟乙烯。导管的头端塑形不同，插入不同部位的血管要用不同头端塑形的导管。目前使用的导管多是市售已塑形的导管，根据导管头端形态和功能的不同有多种名称，如眼镜蛇导管、肝管、猎人头导管等。

3. 导丝

导丝是引导导管前进的指引丝，也是介入手术不可缺少的重要器材。根据物理特性的不同，导丝可以分为超滑导丝（图 3-9）、超硬导丝、超长交换导丝等。导丝也有粗细和长短之分，导丝的直径用英寸表示，导丝的外径要和导管的内径相匹配。标准导丝直径为 0.035 inch（0.89 mm），其他常用导丝的外径有 0.018 inch（0.46 mm）及 0.014 inch（0.36 mm）。导丝由不锈钢或钛合金制成，头端柔软，可避免血管损伤，主干硬度较大，支撑力强，有利于支撑和引导导管。导丝的头端可预塑形为直头、弯头或 J 形。

4. 导管鞘

导管鞘（图 3-8）是为了建立临时人工通道所使用的器械。它的头端被放在血管内，尾端在体外，导管等介入器材可以通过该通道进入血管或体内，可避免导管反复出入血管造成管壁局部损伤。它由带反流阀的外鞘和能够通过导丝的中空内芯组成，用硅胶制成的反流阀可防止血液外溢。导管鞘也有粗细和长短之分。导管鞘的外套管直径也用 F 表示，而内芯的内径要和所使用导管的外径相匹配。目前常用的导管鞘为 5F。

5. 支架

支架（图 3-10）是能够对人体狭窄管腔扩张并使其恢复再通的"架子"，广义上可以分为内涵管和金属支架，狭义的支架仅指金属支架。金属支架的制作材料可为钽、医用不锈钢、镍钛合金。支架种类繁多，根据其释放的部位可分为冠状动脉支架、颈动脉支架、食管支架、胆道支架、肠道支架等。按支架展开方式分为球囊扩张式和自扩式。按支架表面处理情况分为裸支架、带膜支架和支架移植物。

6. 栓塞物质

栓塞就是将某种物质通过导管注入管腔内并使之阻塞，以达到治疗的目的。根据

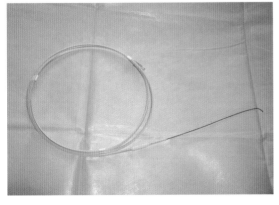

图 3-9　J 形超滑导丝

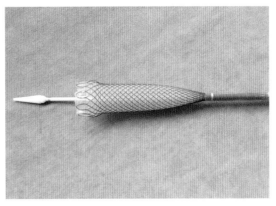

图 3-10　自扩式覆膜支架

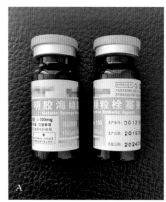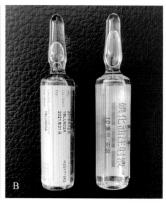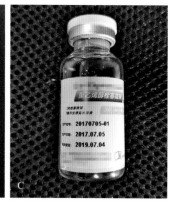

图 3-11 明胶海绵颗粒（A）、碘化油（B）及栓塞微球（C）等常用栓塞物质

栓塞物质（图 3-11）特性可分为生物类、海绵类、簧圈类、可脱落球囊、组织坏死剂、微粒微球类、碘油类等。按其产生栓塞的时间效应，可分为短效、中效和长效三种。短效是指在 48 小时内吸收，中效是指 1～2 周吸收，超过 1 个月的为长效。

二、对比剂

对比剂是指医学影像和临床检查治疗中，用以增加人体血管、生理管腔或组织对比度，以便更加清晰地显示这些部位正常或病变特征的特殊物质。临床中，这些物质可以通过动静脉注射或口服等方法进入人体。介入放射技术最常用的是将对比剂经导管注入动脉或静脉，如果是经动脉注射对比剂后用 DSA 显示动脉，称为动脉造影术。

理想的水溶性对比剂应符合：① 有较高的吸收 X 线的性能；② 容易合成；③ 在体内、体外均高度稳定；④ 完全溶于水；⑤ 溶液渗透压低，接近人体血浆渗透压；⑥ 生物学上呈"惰性"，即不与体内生物大分子发生作用。在实际中，上述条件很难全部满足。

1. 对比剂的分类

阴性对比剂包括空气、氧气和二氧化碳，阳性对比剂包括钡剂和含碘对比剂。含碘水溶性对比剂是介入放射技术中常用的对比剂，它可分为经肾脏排泄和经肝脏排泄两种。经肾脏排泄的水溶性对比剂又分为离子型对比剂和非离子型对比剂，后者也是血管内介入治疗中最常用的对比剂。离子型对比剂由于对比剂分子在溶液中被电离成带正负电荷的离子，故具有导电性，渗透压高。国产泛影葡胺是其代表，目前临床已经很少应用。非离子型对比剂在溶液中呈分子状态，无导电性，渗透压低。市售的欧乃派克、威视派克、碘海醇、碘比醇等均属于此类。

2. 对比剂使用注意事项

经肾脏排泄的水溶性对比剂，无论是离子型还是非离子型，都会造成过敏反应或有毒性。为了预防过敏反应的发生，通常术前要做过敏试验，介入手术之前常预防性应用地塞米松 5 mg 静脉注射。

肾毒性是指血管内注入对比剂后 3 天内，在没有其他病因的情况下发生的肾功能损害（血清肌酐升高 25% 或至少增加 0.5 ng/dl）。如果发生肾功能损害则称为"对比剂肾病"。

3. 对比剂肾病的预防

预防措施包括：① 避免高危人群（例如肾功能不全的患者）应用对比剂；② 合理选用对比剂，首选低渗性非离子型对比剂；③ 合理使用 DSA 新功能，减少术中"冒烟"和造影次数，从而减少对比剂的用量而降低肾毒性；④ 遵守含碘水溶性对比剂的使用原则，即恰当的适应证、严格筛选患者、适当的预防性给药、谨慎选择注射对比剂、发生不良事件后要及时抢救治疗患者，并按不良事件上报程序报告等。

第三节 · 原位结直肠癌的介入治疗

一、血管内介入治疗

原位肿瘤指的是肿瘤发生于病变器官，病理学有该器官的组织学特点，以及发生在第一器官而其他部位无继发的肿瘤。所以原位肿瘤的治疗是恶性肿瘤的重中之重。结直肠癌的治疗首选手术切除，广泛性根治术为治疗结直肠癌最有效的方法，结合放化疗亦可提高结直肠癌的治疗效果。早期结直肠癌可行内镜下完整切除，达到治愈目的。目前对结直肠癌的治疗研究较多，如基因治疗、导向治疗、免疫治疗、传统医学治疗等，均可作为辅助治疗。结直肠癌的血管内介入治疗也有长足的发展。

结肠动脉主要源自肠系膜上动脉（图 3-12）和肠系膜下动脉（图 3-13）的分支。肠系膜上动脉经右结肠动脉、中结肠动脉达到升结肠、结肠肝曲和横结肠。肠系膜下动脉经左结肠动脉、乙状结肠动脉、上直肠动脉达到降结肠、乙状结肠和直肠上部。骶正

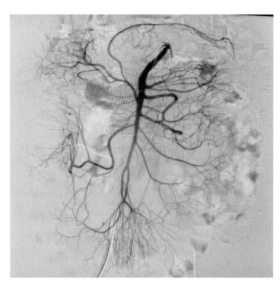
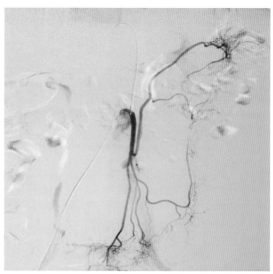

图 3-12　肠系膜上动脉造影　　　　　图 3-13　肠系膜下动脉造影

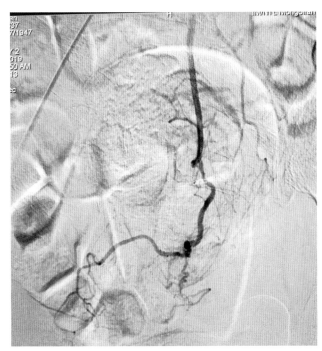

图 3-14　直肠上动脉造影

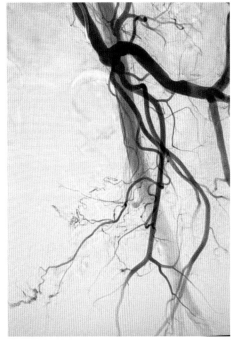

图 3-15　左侧髂内动脉造影

中动脉供应直肠上中段后壁（图 3-14）。髂内动脉脏支前干分出直肠中动脉、阴部内动脉、直肠下动脉，供应直肠中下段及肛管（图 3-15）。

　　常见结直肠癌介入治疗的血管选择是肠系膜上动脉、肠系膜下动脉或直肠上动脉及双侧髂内动脉。一般根据肿瘤位置，回盲部癌选择回结肠动脉，升结肠癌选择右结肠动脉，横结肠癌选择结肠中动脉，降结肠癌选择左结肠动脉，乙状结肠癌选择乙状结肠动脉，直肠癌选择直肠上动脉和双侧髂内动脉。直肠肿物靠近右侧肠壁时选择右侧髂内动脉，靠近左侧肠壁时选择左侧髂内动脉，位于肠壁前后壁时选择双侧髂内动脉，术中行双侧髂内动脉灌注疗效更为显著。

（一）结直肠癌动脉灌注化疗术

适应证与禁忌证

1. 适应证

（1）术前新辅助化疗。

（2）结直肠癌晚期已无手术指征。

（3）恶性肿瘤所致出血。

（4）患者不愿意接受手术及全身化疗，或者全身状态无法耐受全身化疗。

（5）术后复发。

2.禁忌证

（1）全身状态差，恶病质，无法耐受介入手术。

（2）凝血功能障碍。

（3）心、肺、肝、肾等的重要器官功能严重障碍，或有严重并发症（如肠梗阻等）。

（4）造影剂等药物过敏。

术前准备

（1）全面、系统了解病史，确定病变范围、部位及程度。

（2）术前 2～3 天流食。术前 2 天可口服缓泻药，增加肠蠕动，促进排便。

（3）可灌肠，但不宜行清洁灌肠，因灌肠可使肠道压力升高，增加肿瘤细胞沿淋巴管或血运转移概率。

（4）口服肠道抗菌药物，酌情使用维生素 K。

（5）术前禁食 6 小时，禁水 4 小时。

灌注化疗方案

结直肠癌动脉灌注化疗可以单独进行，也可以配合手术或其他治疗。一般来讲，灌注治疗与手术配合的，行灌注治疗后 5 天即可手术，但不应超过 1 个月。通常在灌注后 1～2 周手术最为理想，因此时患者化疗药物不良反应已基本消失，骨髓抑制期已过，又在细胞再生周期内，既发挥了灌注化疗药物的作用，亦避开了不良反应期。如果是手术后行动脉灌注化疗，可于术后 3 周开始治疗，每 3～4 周行 1 次灌注。对于已无手术指征，或不愿接受手术的患者，姑息治疗可在任何时刻进行。

选择灌注化疗者可采用敏感药物灌注。可选单药或结合 2～3 种药物联合灌注，临床常用方案如下。

（1）FAC 方案：氟尿嘧啶 + 阿霉素 / 表阿霉素 + 顺铂 / 卡铂。

（2）FMC 方案：氟尿嘧啶 + 丝裂霉素 + 顺铂 / 卡铂。

（3）FAM 方案：氟尿嘧啶＋丝裂霉素＋阿霉素。

（4）FCM 方案：氟尿嘧啶＋丝裂霉素＋环磷酰胺。

介入手术过程

患者仰卧于手术床，常规消毒、铺巾，行股动脉穿刺。将导管插入选择治疗的靶血管内，造影确定肿瘤位置。超选择性插管进入肿瘤供血动脉内后，行化疗药物灌注，一般灌注时间不少于 20 min。拔出导管，手术结束。各血管造影剂注射速度及总量如下。

（1）肠系膜上动脉造影：造影剂注射速度 6～8 ml/s，总量 20～30 ml。

（2）肠系膜下动脉造影：造影剂注射速度 4～6 ml/s，总量 15～25 ml。

（3）髂内动脉造影：造影剂注射速度 6～8 ml/s，总量 20～30 ml。

术后并发症及处理

（1）消化道反应：如恶心、呕吐、腹部胀痛不适，一般反应较轻，予对症治疗，2～3 天可缓解。

（2）化疗毒副作用：肝肾功能损伤者，可予术后水化，减轻肝肾损伤，术后可予保护肝肾的药物。骨髓抑制较多见，术后 3～5 天复查血常规，随访 2 周。若出现骨髓抑制，可予预防感染及升白细胞治疗。若有发热，应对症治疗，若体温超过 38.5℃，可应用解热药物。术前及术中可应用地塞米松预防过敏反应，若出现过敏反应应即刻停止注射药物，并予抗过敏治疗。

（3）化疗性肠炎：较少发生，术前评估尤为重要，有条件者可行超选择性插管，注意药物灌注速度，选择特异性化疗方案，并注意术后饮食及肠黏膜保护。

（4）出血：多为肿瘤坏死出血，应及时应用止血药，若反复出血或出血量大，可行手术止血。

注意事项

（1）灌注化疗药物时需缓慢灌注，灌注速度不应超过 10 ml/min，灌注时间不应短于 20 min。

（2）切忌灌注压力过高，防止化疗药物外渗引起化疗性肠炎，甚至肠坏死。

（3）注意灌注药物浓度，防止浓度过高或过低。

（4）灌注结束后避免化疗药物残留造成正常组织损伤、坏死。

■ 疗效评价 ■

　　术前经动脉灌注化疗药物能杀灭癌细胞或抑制癌细胞生长，使癌灶局限和缩小，提高手术切除率。对一些有远处淋巴结转移或肿瘤较大而手术切除困难的病例，经选择性动脉灌注化疗后，可杀死远处转移至淋巴结的癌细胞，使肿瘤缩小，从而创造了二期手术机会。对于全身状态较差者，经选择性动脉灌注化疗，可改善患者的全身状态，达到手术条件。结直肠癌的动脉灌注化疗是通过动脉导管直接将化疗药物注入肿瘤组织的供血动脉，使局部浓度大大提高，使大剂量化疗成为可能，可在增加临床疗效的同时减少化疗药物的不良反应。

（二）直肠癌选择性动脉栓塞术

　　由于直肠血供丰富，侧支循环多，行栓塞较为安全，适合行栓塞化疗。一般选择直肠上动脉或肿瘤供应血管进行栓塞（图3-16）。

　　结肠动脉的血供单一，侧支循环及交通动脉较少，一般不宜行栓塞治疗。当肿瘤发生出血，需行栓塞止血时，应行超选择性插管，栓塞出血责任血管，将栓塞范围控制在最小范围。

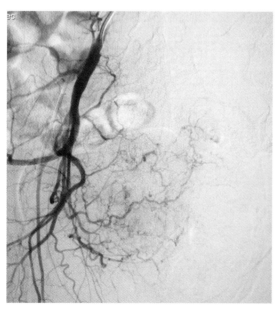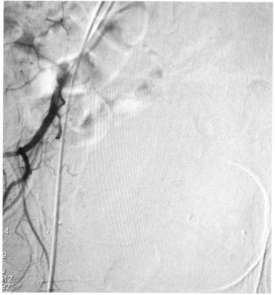

图3-16　直肠癌（髂动脉供血），动脉栓塞前后对比

适应证与禁忌证

1. 适应证

（1）术前行栓塞血管治疗以减少术中出血风险及出血量。

（2）肿瘤出血者术前紧急止血，为手术赢得时间。

2. 禁忌证

同结直肠癌动脉灌注化疗术。

术后并发症及处理

1. 肠道缺血坏死、穿孔

动脉栓塞造成局部缺血是不可避免的，关键在于栓塞肿瘤供血动脉时，要保留局部肠壁的侧支血供，要求选择插管动脉时要准确、恰当。若发生肠坏死，可予禁食、补充有效循环血量、抗感染、纠正电解质紊乱治疗；若病情严重，出现肠穿孔，可行肠段切除或肠造瘘术。

2. 消化道出血

多为肿瘤坏死出血，及时给予止血药物后，一般出血可控制。若出血不止，可经导管局部注入止血药物，甚至可行血管内再次栓塞治疗以止血。

3. 过度栓塞

是指栓塞程度明显超过预期的情况，可造成严重的术后反应。栓塞时不宜一次性装入较多量的栓塞剂，应该少量、分次注入，期间应该不断造影复查，便于更好地了解栓塞程度，做到适可而止。另外栓塞剂选择不当，包括栓塞剂的剂型和大小选择不当，也可造成严重的不良后果。

注意事项

（1）选择合适的栓塞剂剂型和大小，一般选择 300 ～ 500 μg/ml 微粒或微球。

（2）需行超选择插管，避免误栓塞。

（3）栓塞血管时需缓慢，压力不宜大，防止栓塞剂反流造成异位栓塞或栓塞面积过大。

疗效评价

目前，结直肠癌动脉栓塞术临床应用尚存在争议，因为担心肠道缺血、坏死，故目前该方法主要用于无法手术的肠道肿瘤大出血的止血或术前紧急止血，以便为手术切除赢得时间。

二、肠管内的介入治疗

结直肠是人类重要的消化器官，为非血管组织的中空管腔。由于肿瘤、放射损伤、手术瘢痕、炎症等引起的消化道狭窄和堵塞（图3-17），经保守治疗效果差，外科治疗创伤大，并发症多，尤其肿瘤晚期患者无法耐受外科手术，为困扰临床治疗的难题。通过多年的探索及发展，尤其借助于材料结构学的发展，介入学已发展出消化道成形术，取得了较好的效果，其疗效好，并发症少，创伤小，甚至可替代部分外科手术。

通过介入手段使结直肠狭窄通道扩张，使之通畅，称为结直肠成形术。结直肠成形术分为球囊扩张术及支架成形术。球囊扩张术指使用球囊导管使狭窄肠道扩张。支架成形术指通过柱型支架支撑管壁，使其通畅，多用于球囊扩张无效的病例。

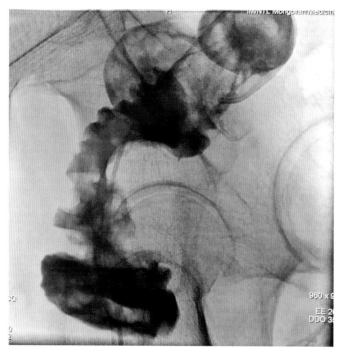

图3-17 肠道造影示肿瘤引起管腔狭窄

（一）球囊扩张术

适应证和禁忌证

1. 适应证

结直肠恶性肿瘤引起的管腔狭窄，术后瘢痕狭窄或放化疗所致肠腔狭窄都可以行球囊扩张治疗。

2. 禁忌证

（1）严重心肺功能不全，无法耐受手术，严重恶病质状态。

（2）急性炎症期或有肠道炎症。

（3）严重出血倾向或凝血功能障碍，狭窄部位有出血。

（4）重度痔疮或肛周静脉曲张出血期。

（5）多处肠梗阻。

术前准备

（1）全面、系统了解病史，确定病变范围、部位及程度。

（2）术前 2～3 天流食。术前 2 天可口服缓泻药，增加肠蠕动，促进排便。

（3）可灌肠，但不宜行清洁灌肠，因灌肠可使肠道压力升高，增加肿瘤细胞沿淋巴管或血运转移概率。

（4）口服肠道抗菌药物，酌情使用维生素 K。

（5）术前禁食 6 小时，禁水 4 小时。

操作过程

患者左侧卧位，取胸膝位，经肛门引入导丝，经导丝引入导管，经导管注入造影剂，确定狭窄位置、长度、狭窄程度。撤出导管，保留导丝，经导丝引入球囊导管，确认球囊两侧标记骑跨于狭窄段（若狭窄段过长，则从远端开始依次向近端扩张），以稀释的造影剂扩充球囊，以便透视观察。充胀球囊 1～2 min，待狭窄环消失，说明扩张成功，若仍存在狭窄，需反复扩张。扩张结束后，抽瘪球囊，缓慢退出（图 3-18）。

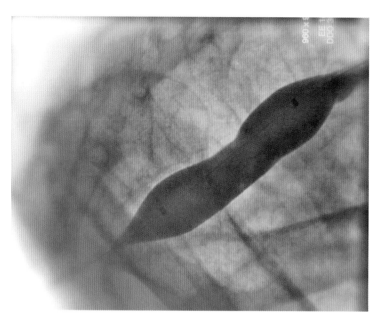

图 3-18   **球囊扩张术**

并发症及处理

1. 出血

对于扩张后的少量出血，可保守治疗，予止血、禁食、补液等治疗即可。对于出血量大的患者可行内镜下止血。

2. 穿孔

穿孔为扩张术最严重的并发症，尤其放化疗后的患者穿孔概率大，术中应注意扩张力度。小的穿孔可保守治疗，禁食、抗炎、补液等。较大的穿孔已无自愈可能，应行手术治疗。

3. 感染

体弱、感染风险高的患者，可预防性使用抗生素。

4. 再次狭窄

肠道恶性肿瘤非常容易再次狭窄，目前逐步采用支架置入术取代反复扩张。

注意事项

（1）操作中注意导丝的送入力度，遇到阻力时注意导丝的走向。要确认导丝和导管在肠腔内。必要时可在导管内注入造影剂，观察导管位置。

（2）扩张球囊时应防止球囊滑动，如有滑动，需抽瘪球囊，重新定位后再次扩张。

（3）若患者出现剧烈疼痛，应停止扩张，择期再行扩张治疗。

（4）操作过程需轻柔、缓慢。

（二）支架置入术

结直肠癌球囊扩张术有一定的疗效，但随着肿瘤的生长，需反复扩张，次数越来越多，频率越来越高，加之肿瘤消耗，并发症发生概率越来越大，多数患者无法耐受球囊扩张，此时支架置入术在一定程度上可解决上述弊端。

操作过程

患者左侧卧位，取胸膝位，经肛门引入导丝，经导丝引入导管，经导管注入造影剂，确定狭窄位置、长度、狭窄程度，撤出导管，保留导丝。选择合适支架，经导丝引入支架输送器，确认支架两侧标记骑跨于狭窄段（若狭窄段过长，则从远端开始置入支架，依次向近端套叠支架），释放支架。缓慢退出输送器及导丝（图3-19）。

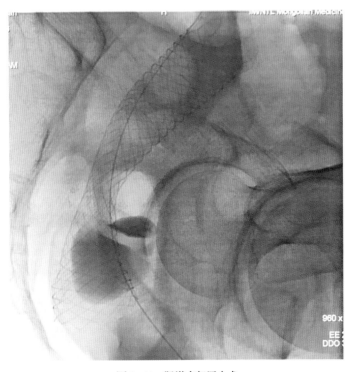

图3-19　肠道支架置入术

▪ 并发症及处理 ▪

1. 支架移位或脱落

发生率为 4%～14%，重度移位需要取出支架，再次置入。若出现支架脱落，造影见仍有狭窄，可根据病情再次行支架置入。

2. 狭窄

肿瘤压迫支架或越过支架远端，出现再次狭窄时可行球囊扩张术或再次置入支架。

3. 里急后重感

避免支架至齿状线的距离＜ 5 cm，可避免患者出现里急后重。

▪ 注意事项 ▪

（1）操作中注意导丝的送入力度，遇到阻力时注意导丝的走向。要确认导丝和导管在肠腔内。必要时可在导管内注入造影剂，观察导管位置。

（2）操作过程需轻柔、缓慢。

（3）注意支架选择，支架两端需各长于病变 2 cm。

（4）支架距齿状线 2 cm 以上。

第四节·结直肠癌转移灶的介入治疗

一、结直肠癌肝转移的介入治疗

结直肠癌最常见的转移是肝转移，据报道，50% 的结直肠癌患者最终会出现肝转移病灶，甚至很多结直肠癌患者就诊时已出现肝转移，导致失去手术机会。根据转移病灶的大小、数量、部位而采取介入治疗（图 3-20 和图 3-21），可延长患者生存期和提高生活质量，甚至可能有再次手术的机会。因此结直肠癌肝转移的介入治疗成为一种可供选择的治疗方法。

肝转移癌的介入治疗手段包括：肝动脉持续灌注化疗术、肝动脉栓塞术、肝动脉化疗栓塞术、物理消融术、乙醇消融术等。

（一）肝动脉灌注化疗术

肝动脉灌注化疗术（TAI）是指通过动脉插管到肝动脉，在肿瘤供血动脉内直接注入化疗药物，对转移癌进行局部化疗的方法（图 3-22）。其理论依据是肝转移癌的血供

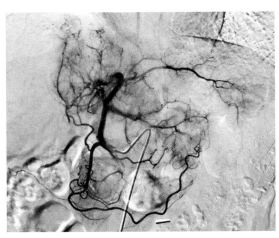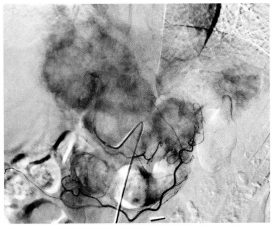

图 3-20　肝左动脉造影，结肠癌多发肝转移

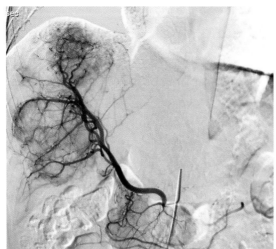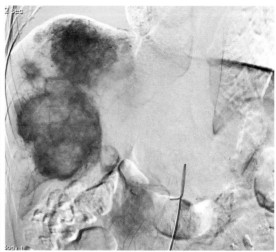

图 3-21   肝右动脉造影，横结肠癌多发肝转移

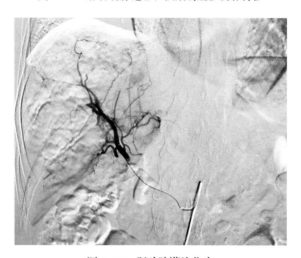

图 3-22   肝动脉灌注化疗

主要来自肝动脉，通过肝转移灶的供血动脉给药不仅可以提高针对性，实现局部肿瘤控制，而且能减少化疗药物对全身的毒副作用，具有局部用药浓度高、用药剂量小、全身毒副作用小等优点。

结直肠癌肝转移行肝动脉灌注化疗的药物主要是氟尿嘧啶，随后逐步使用丝裂霉素、铂类等。其中氟尿嘧啶的药效依靠接触时间，所以肝动脉插管持续灌注化疗可以提高有效率和反应率，达到良好的临床疗效。目前多数采取 Seldinger 法行肝动脉内插管皮下埋置药盒持续灌注。肝动脉灌注化疗的方案有：奥沙利铂 135 mg/（m² · dl），从皮下药盒处缓慢推入；5-氟尿嘧啶 2 500 mg/（m² · dl），装入便携式输液泵持续动脉灌注 120 小时。肝动脉灌注化疗总有效率（完全缓解＋部分缓解）可以达 67% 以上。

适应证和禁忌证

1. 适应证

（1）已无法手术切除的肝转移癌可进行化学药物治疗。

（2）转移癌太大，栓塞可能引起肝功能严重损伤者。

（3）肝转移癌切除术后预防性灌注化疗。

2. 禁忌证

（1）全身情况差，无法耐受介入手术或者灌注化疗的患者。

（2）介入手术的其他禁忌证。

（3）白细胞低于 3×10^9/L。

（二）肝动脉栓塞术

肝动脉栓塞术（TAE）是将肿瘤供应血管栓塞，使其缺血坏死的方法。一般认为，肿瘤小于 2 mm 时为肝动脉及门静脉双重供血，但随着肿瘤生长，肝动脉渐渐取代门静脉供血，当肿瘤大于 5 cm 时主要是肝动脉供血（图 3-23）。

结直肠癌肝转移的单纯栓塞治疗疗效不及肝动脉灌注化疗，临床多采取灌注和栓塞同时应用的方法进行治疗。

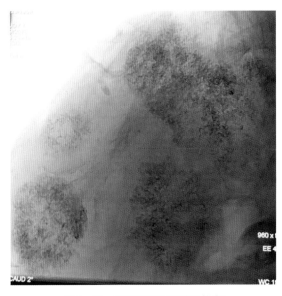

图 3-23　结肠癌肝转移动脉栓塞

（三）肝动脉化疗栓塞术

肝动脉化疗栓塞术（TACE）结合了肝动脉灌注化疗和栓塞术的优点，而且可超选择肿瘤供应血管，使肿瘤栓塞更为精准，减少肝功能损害，是现阶段治疗肝转移癌的主流方案。

▪ 适应证和禁忌证 ▪

1. 适应证

（1）肝转移癌，肝功能分级 Child-Pugh A 级或 B 级，ECOG 评分 0～2 分。

（2）可以手术切除，但由于其他原因（如高龄、严重肝硬化等）不能或不愿接受手术的患者。

（3）门静脉主干未完全堵塞，或虽完全堵塞但肝动脉与门静脉间代偿性侧支血管形成。

（4）肝转移癌破裂出血或肝动脉—门脉静分流造成门静脉高压出血。

（5）肝转移癌切除术后，DSA 造影可以早期发现残留或复发灶，并给予介入治疗。

2. 禁忌证

（1）肝功能严重障碍（Child-Pugh C 级），包括黄疸、肝性脑病、难治性腹水或肝肾综合征。

（2）凝血功能严重减退，且无法纠正。

（3）门静脉主干完全被癌栓栓塞，且侧支血管形成少。

（4）恶病质或多器官功能衰竭者。

（5）肿瘤占全肝比例 ≥ 70%（但如果肝功能基本正常，可考虑采用少量碘油乳剂分次栓塞）。

（6）外周血白细胞和血小板显著减少，白细胞 < 3.0×10^9/L，血小板 < 50×10^9/L。

（7）肾功能障碍：肌酐 > 2 mg/dl 或者肌酐清除率 < 30 ml/min。

▪ 操作方法 ▪

（1）常规用 Seldinger 技术穿刺股动脉，引入导丝及导管，行全面的肝动脉造影，明确肿瘤的大小、数量和肿瘤的供应血管。

（2）灌注化疗：选择肿瘤供应血管，将化疗药物以适当比例稀释后缓慢注入，灌注时间不应低于 20 min。常用的动脉灌注化疗药物有：氟尿嘧啶、顺铂、卡铂、表柔比星、丝裂霉素等。

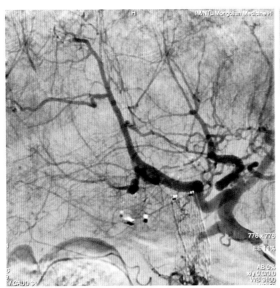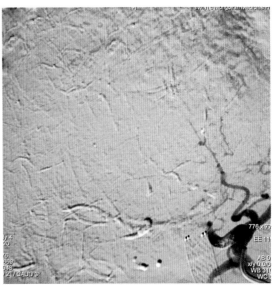

图 3-24　直肠癌肝转移，TACE 术治疗前后

（3）栓塞治疗：亦选择肿瘤供应血管，可行供应血管超选择，将栓塞剂注入供应血管，使其血流完全中断（图 3-24）。栓塞材料有多种，临床常用的有碘油乳剂、明胶海绵颗粒以及药物洗脱微球。

并发症及处理

1. 栓塞后综合征

包括发热、恶心、呕吐、腹痛等。一般 2～3 天后可渐渐缓解。反应严重者应予以对症、保肝等治疗，可渐缓解。

2. 肝功能损害

介入治疗后不可避免地出现肝功能损害，轻度损害可自行恢复，若出现严重肝功能损害，需保肝、对症治疗。

3. 骨髓抑制

为化疗药物所致，可予升白细胞治疗及预防感染治疗。

4. 异位栓塞

栓塞剂反流所致，故栓塞过程中需谨慎。若出现异位栓塞，应密切观察、对症处理，一般不需特殊处理。

5. 肿瘤破裂

肿瘤较大，靠近肝被膜时有破裂可能，需行血管栓塞术。

6. 肝脓肿

一般为无菌操作不当或肿瘤较大、坏死物质堆积所致。可行抗感染治疗，必要时行穿刺抽液治疗。

7. 胆囊栓塞

为术中栓塞胆囊动脉所致，严重时可出现胆囊穿孔，需手术切除胆囊。

注意事项

（1）化疗药物灌注过程一定要缓慢，时间不得低于 20 min，灌注过快会导致患者疼痛及消化道不良反应。

（2）栓塞血管时能超选择尽量超选择，以减少肝功能损伤。术后需保肝治疗。

（3）避免化疗药物进入胃十二指肠动脉，以减少胃肠道反应。术后禁食、禁水 6 小时。

（4）肿瘤过大时，为避免肝功能过度损伤，可行分次栓塞。

（5）防止栓塞剂反流异位栓塞胃十二指肠动脉及脾动脉。同时栓塞剂与化疗药物应充分融合，保证栓塞后持续释放化疗药物。

（四）物理消融术

物理消融术包括射频消融术、微波消融术、激光消融术、冷冻消融术等，是利用物理作用产生冷热变化对肿瘤细胞进行灭活治疗的方法。

适应证和禁忌证

1. 适应证

（1）单发肿瘤直径 ≤ 5 cm，或最大直径 ≤ 3 cm 的 4 个以内多发病灶。

（2）无严重心、脑、肺、肝、肾等器官功能障碍，凝血功能正常或接近正常，不愿接受手术治疗的患者。

（3）肝脏转移性肿瘤化疗后的患者。

（4）多个病灶或较大的肿瘤，可根据肝功能情况采用肝动脉化疗栓塞联合消融治疗。

2. 禁忌证

（1）肿瘤过大需消融范围到达肝脏体积 1/3 者，或位于肝脏表面且其中 1/3 以上突出肝外的肿瘤。

（2）肝功能 Child-Pugh C 级，合并门静脉主干、一级分支或肝静脉癌栓者。

（3）治疗前 1 个月内有食管胃底静脉曲张破裂出血。

（4）活动性感染，尤其是胆道系统炎症、胆肠吻合术后等。

（5）严重的心、脑、肺、肾等主要脏器功能衰竭；意识障碍或不能配合治疗的患者。

（6）不可纠正的凝血功能障碍及严重血象异常，有严重出血倾向者。

（7）大量顽固性腹水，出现恶病质。

（8）原发灶无法得到控制，或者肝脏以外其他重要脏器也发生广泛转移，预计生存期小于 6 个月。

操作步骤

（1）手术区域常规消毒、铺巾，选择合适的麻醉方式，通过影像扫描确定进针点、进针角度、进针深度和布针方案。

（2）尽量选择肋间进针。在影像设备引导下，选择经过部分正常肝脏组织进入瘤体。消融顺序一般以肿瘤深部为先，特殊部位肿瘤以邻近其他脏器为先。

（3）按照具体仪器的说明书进行消融治疗。

（4）消融完成后，拔针时进行针道消融，防止术后出血和肿瘤沿针道种植。

（5）治疗结束前，应再次进行全面扫描，确定消融范围已完全覆盖肿瘤，排除肿瘤破裂、出血、气胸等并发症的可能（图 3-25）。

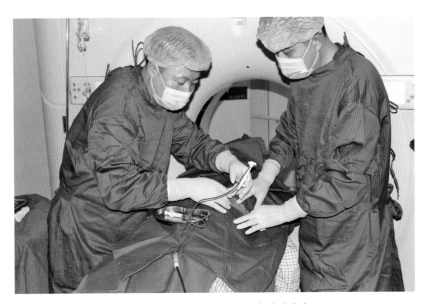

图 3-25　CT 定位下肝转移瘤消融治疗

■ 并发症及处理 ■

1. 消融后综合征

约 2/3 患者可能发生，主要症状是低热、乏力、恶心、呕吐、全身不适等，因坏死物质吸收和炎性因子释放引起。一般持续 3～5 天，对症处理即可。

2. 局部疼痛

由于消融产生的高温刺激肿瘤周围神经所致。可选择合适的麻醉方式控制疼痛，或皮下注射吗啡 10 mg。

3. 肝功能损害

患者术后大多会发生肝功能损害，程度一般与消融灶范围大小、消融前肝功能等因素有关。一般持续一周左右，严重者可使用保肝药物治疗。

4. 术中迷走神经反射增强

多数患者治疗过程中会出现出汗、肝区疼痛、脉搏缓慢、心律不齐和血压下降等症状，称为"迷走反射综合征"。术中监测生命体征，肌内注射地西泮 10 mg 和山莨菪碱 10 mg 可减少其发生。

5. 针道出血

最严重的并发症之一，甚至会引起死亡。

6. 消融灶或腹腔感染

大多发生在术后 5～7 天，与肿瘤位置、性质、既往胆道手术等有关。如果发生不明原因畏寒、发热、寒战等，需高度重视，早诊断，并给予抗生素治疗，如果形成脓肿，可穿刺引流。

（五）乙醇消融术

日本学者于 1983 年采用超声引导下经皮无水乙醇消融（PEI）治疗肝小细胞癌，取得了良好的临床效果，成为第一种被采用的经皮穿刺肿瘤局部消融治疗技术。该技术安全有效、操作简单、费用低廉、可重复性强，为实体肿瘤提供了一种有效的治疗手段。

无水乙醇具有强烈的亲水性，通过直接注射的方式，既可以在肿瘤组织内弥散渗透，引起肿瘤细胞脱水、蛋白质凝固变性，直接灭活肿瘤细胞，引起肿瘤组织坏死，又可以通过损伤肿瘤内微小血管内皮细胞，使肿瘤及周围组织微循环内血栓形成，局部缺血、缺氧，间接引起肿瘤组织坏死，达到消融肿瘤的目的。是结直肠癌肝转移消融治疗的必要补充。

二、结直肠癌腹腔转移的介入治疗

结直肠癌为腹腔内肿瘤，几乎所有的结直肠癌晚期均并发腹腔积液，且呈进行性加重（图3-26），原因多为恶病质，肿瘤腹膜转移，腹腔内压迫致静脉回流不畅，肿瘤破裂、出血等。发病机制多为肿瘤侵犯或堵塞毛细血管及淋巴管，造成组织渗透压下降、通透性增加，加之肿瘤消耗所致低蛋白、有效循环血量减少，并发机体调节醛固酮及抗利尿激素分泌增加、水钠潴留，进一步加重腹腔积液。

结直肠癌所致腹腔积液多为恶性，为肿瘤晚期表现，治疗多为缓解症状，改善患者生活质量，结合支持治疗对患者的治疗有协同意义。腹腔积液的介入治疗包括腹腔穿刺引流、腹腔内灌注治疗等。在超声引导下进行腹腔穿刺（图3-27）是目前治疗恶性腹腔积液的最常用方法，也是其他进一步治疗的基础。多数患者可快速缓解症状，减轻痛苦，并为进一步治疗（如腹腔灌注治疗）做基础准备。

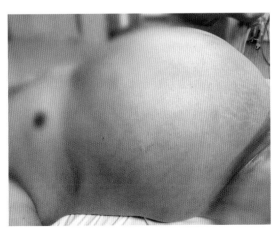

图3-26　恶性腹腔积液

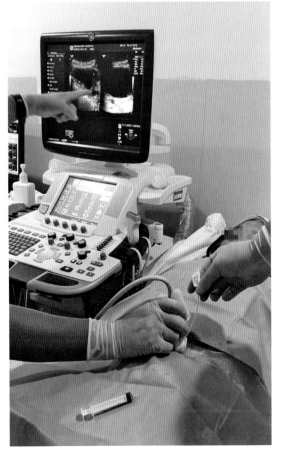

图3-27　超声定位腹腔积液置管术

第五节 · 结直肠癌并发症的介入治疗

一、肠梗阻的介入治疗

肠梗阻是结直肠癌常见并发症。发病率占结直肠肿瘤患者急腹症的40%。患者起病初期多表现为消化道症状，以食欲减退、排便习惯改变、腹部不适为主，渐出现腹痛、腹胀、恶心、呕吐、肛门停止排气与排便等肠梗阻症状，但也有一部分患者因肠梗阻就诊而发现结直肠肿瘤，表现为病程长、渐加重的特点。

肠道肿瘤所致的肠梗阻，最有效的治疗方法是手术治疗。但多数肠梗阻患者就诊时全身情况差，无法行术前肠道准备，故无法把握最佳手术时机，导致手术并发症（如吻合口漏、感染等）发生概率明显升高。因此通过非手术治疗缓解肠梗阻症状、为术前准备赢得时间，会增加手术切除率、减少并发症发生概率。近年来出现的肠梗阻导管套件（图3-28）成为治疗肠梗阻的有效方法，并得到推广。根据肿瘤的位置，右半结肠梗阻主张选择经鼻型肠梗阻导管，而左半结肠及直肠梗阻选择经肛型肠梗阻导管。

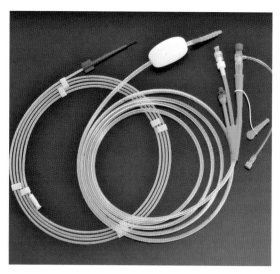

图3-28　肠梗阻导管套件

（一）经鼻型肠梗阻导管置入术

适应证和禁忌证

1.适应证

（1）术后的粘连性肠梗阻，尤其是腹腔恶性肿瘤术后患者。

（2）肠道肿物所致机械性肠梗阻。

（3）肠道术前的肠管减压。

（4）肠道造影检查：通过插管法，可以更全面地了解肠道内黏膜及占位情况。

2. 禁忌证

（1）全身情况差，无法耐受介入手术患者。

（2）生命体征不稳定，多脏器衰竭，恶病质患者。

（3）血运性肠梗阻，考虑肠管坏死，有肠穿孔可能的患者。

（4）有血便或黑便，考虑肠道内出血的患者。

器械准备

肠梗阻导管的各管口功能及操作注意事项如下。

1. 水囊注水阀

前端有英文标注"FBALL"。前水囊注入蒸馏水处禁止使用生理盐水、造影剂等有结晶可能的液体。水囊内液体每周更换 1 次，注水、抽水时注射器要旋转半圈，防止阀门关闭不良，一次注水量为 10～15 ml。

2. 补气口

前端有英文标注"VENT"，可加快引流速度，防止肠壁损伤。禁止对此处使用有结晶可能的液体，防止其堵塞，造成减压效果变差。

3. 后气囊阀

前端有英文标注"B.BALL"，在需要造影时可给后气囊注入空气，防止造影剂反流引起图像不清。造影后应将后气囊排空。一次注气量为 30～40 ml。

4. 引流管接口

用于导管置入后行负压引流。

置管方法

1. 胃镜下置管方法

（1）在导管气囊前和气囊后各用 7 号线打结，保留线尾 2 cm，打结不宜过松，防止脱落。

（2）将肠梗阻导管从鼻腔插入胃内。

（3）从口腔下胃镜，用胃镜钳依次钳夹打结线，在直视下将导管送入幽门，此时导管远端已过十二指肠球部。

（4）撤出胃镜，在X线透视下，观察导管位置，位置满意后在前气囊内注入蒸馏水10～15 ml，导管末端连接负压吸引。

（5）导管在肠道内移行过程中，每6～8小时将导管送入胃内30 cm，直至满意（图3-29）。

2. X线下置入方法

（1）将注满蒸馏水的导管及导丝自鼻腔置入胃内。

（2）患者取半卧位，在X线透视下将导管及导丝通过幽门口。

（3）在前气囊内注入蒸馏水10～15 ml，将导管缓慢向胃内推送，使导管通过肠道蠕动逐步向前移行。

（4）如果遇到阻力，可停留片刻。也可以利用导丝和导管相互配合，将导管头端送到梗阻部位。

（5）拔出导丝，导管末端连接负压吸引（图3-30）。

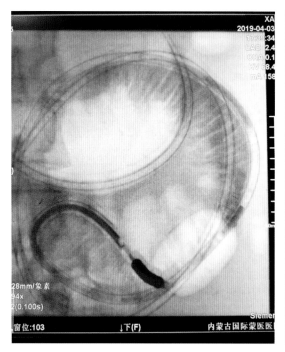

图3-29　肠梗阻导管在肠管内移行

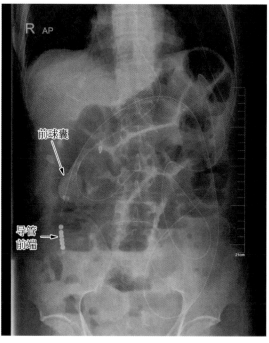

图3-30　X线下肠梗阻导管置入

（二）经肛型肠梗阻导管置入术

适应证和禁忌证

1. 适应证

（1）直肠或结肠的肠道肿物所致机械性肠梗阻。

（2）肠道造影检查：通过插管法，可以更全面了解肠道内黏膜及占位情况。

2. 禁忌证

（1）生命体征不稳定，多脏器衰竭，恶病质患者。

（2）有血便或黑便，考虑肠道内出血的患者。

（3）考虑肠管完全闭塞，无法通过导丝和导管。

器械准备

除了经肛肠梗阻导管外，还要准备长导丝、泥鳅导丝、扩张导管、造影导管等材料。

置管方法

（1）将肠梗阻导管从肛门插入肠道内。

（2）在透视下观察梗阻部位，通过导管，行梗阻段造影。

（3）如果肠梗阻导管无法通过狭窄段，可以用造影导管和导丝配合，使导丝通过狭窄部位（图3-31）。

（4）保留导丝，顺导丝置入狭窄部扩张器，使其通过狭窄部位。

（5）拔出狭窄部扩张器，沿导丝置入肠梗阻导管，直至球囊通过梗阻部。

（6）在气囊内注入蒸馏水 30 ml，确认球囊挂在梗阻部位，导管无法脱落后，连接 Y 型接头，并行负压吸引。

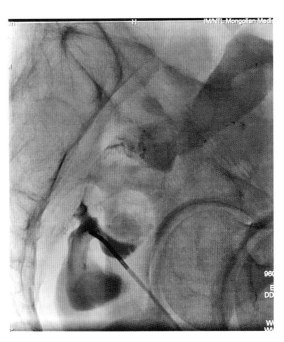

图 3-31　利用造影导管造影并观察狭窄部位

（三）疗效评估

肠梗阻导管操作简单，疗效确切。其较传统保守治疗的优点在于可以直接作用于梗阻部位，有利于肠道分泌物及气体的减压；还可以通过导管，直接将药物灌注入梗阻部位，有利于解决梗阻；减少手术并发症的发生概率。多数患者术后 3～5 天症状明显缓解，置管后 5～7 天肠道水肿消退，此时为最佳手术时机，可便于术中肠道吻合。

二、癌性疼痛的腹腔神经阻滞治疗

中晚期结肠癌因肿瘤压迫腹腔神经丛，可出现顽固性腹痛，给患者带来极大痛苦，影响患者生存质量。对于癌性疼痛的患者来说，疼痛就是无时无刻困扰患者的"噩梦"，止痛是唯一治疗方法。目前癌性疼痛的治疗遵循 WHO 推荐的"三阶梯疗法"，但长期使用止痛药物会带来效果差、易成瘾以及药物不良反应等各种问题。腹腔神经丛阻滞术（NCPD）是缓解结肠癌癌性疼痛的有效方法。

腹腔神经丛是最大的内脏神经丛，位于腹主动脉上段的前方，围绕腹腔干和肠系膜上动脉的根部，其位置平对 T12 椎体至 L1 椎体。腹腔神经丛内有许多神经节，包括腹腔神经节、肠系膜上节、主动脉肾节等交感神经节。其中腹腔神经节是主要组成部分，左右成对，接受内脏大神经的节前神经纤维；自 T5～T12 发出的交感神经节节前纤维沿自身椎体外侧下行，分成内脏大神经、内脏小神经，各自下行至 T12 椎体水平，穿肋膈角入腹腔形成腹腔神经节。

腹腔神经丛阻滞术使用药物人为破坏腹腔神经丛的结构，从而达到止痛目的。常用药物为苯酚、乙醇、芬太尼、丁卡因、利多卡因等，其中最常使用的是 50%～100% 乙醇，它可引起神经丛的周围神经炎，达到止痛目的。

适应证和禁忌证

1. 适应证

（1）结直肠晚期癌症所致的顽固性疼痛。

（2）结直肠恶性肿瘤姑息手术的联合治疗。

（3）阿片类药物治疗无法耐受或不愿长期接受阿片类止痛药物的患者。

2.禁忌证

（1）全身衰竭，无法耐受阻滞术者。

（2）严重的凝血功能障碍、血友病患者。

（3）严重的并发症如肠梗阻等。

（4）穿刺部位感染。

影像学引导方法

1.X线透视引导

以直观、能动态观察且价格低廉为优点，但缺乏三维立体定位，无法确定是否穿刺到靶器官，亦无法明确穿刺针的确切位置及注射药物的实际范围。

2.超声引导

可通过超声观察穿刺针的入路及动态观察注射药物的过程，可清晰地显示动静脉位置，降低穿刺风险，具有立体定位及经济、简捷的优点。不需要造影剂，可在床旁进行，尤其对造影剂过敏的患者适用。但需临床经验丰富的超声医师合作，且整体观差。

3.CT引导

CT分辨率高，可以立体定位。CT引导下穿刺有定位精准、图像清晰的优点，可清晰显示腹腔结构，对穿刺点的选择、进针入路、进针深度、注射药物的量及弥散程度有精确的把握，因此临床应用越来越多，但受费用高、机器性能的限制。

4.内镜引导

在胃肠镜协助下行穿刺，具有创伤小、定位准确、风险小、患者痛苦少等诸多优点，目前渐渐成为主流引导方法，但需临床经验丰富的医师合作。

操作方法

（1）患者俯卧于操作床，通过不同影像学引导方法了解腹腔内血管、脏器的具体位置，选择穿刺点（一般选择第12肋下方），先行左侧阻滞，再行右侧阻滞。

（2）穿刺点常规消毒、铺巾，穿刺部位以2%利多卡因局部麻醉，在影像学引导下置入穿刺针，确定针尖位于膈肌脚与腹主动脉两侧，回抽无血，注入碘海醇与利多卡因混合液约5 ml，观察弥散情况。

（3）若10 min后患者疼痛有所缓解，且无肢体麻木、心慌气短、血压降低等症状，表明穿刺位置准确，安全。

（4）注入 75% 乙醇和碘海醇混合液 10～20 ml，注射结束后注入利多卡因 2 ml，封闭周围组织，防止乙醇外渗，观察弥散情况。

（5）术后患者卧床休息不少于 12 小时，密切观察病情变化。

并发症及处理

1. 低血压

注药过程中及术后均有可能发生。若发生，需卧床、补液，必要时可予升压药物治疗。

2. 血气胸

可能因术中进针角度不当出现血气胸。少量血气胸可继续观察，但若血气胸的量进行性增加或患者气短症状明显，需行胸腔穿刺及胸腔闭式引流治疗。

3. 胃肠道反应

以腹泻为主。轻度可不处理，较重的腹泻可予止泻药物治疗。也可出现胃肠麻痹，这与神经功能失调有关。

4. 截瘫

与神经损伤有关。

5. 腹膜后血肿

穿刺出血可导致腹膜后血肿。出血量少时可保守治疗，出血量较大时需手术止血治疗。

6. 夹层动脉瘤

穿刺过程中损伤腹主动脉引起。

疗效评估

腹腔神经阻滞的止痛疗效与手术的精准性、药物的弥散效果、阻滞的彻底性有直接关系，且疼痛与患者的病情、患者的主观耐受性也有一定关系。因此，越早期行神经阻滞术效果越好，反之效果差。因腹腔神经节的分布特点，上腹部恶性肿瘤止痛效果显著，结直肠癌也有一定疗效。因腹腔神经阻滞不良反应小、风险小、操作简单、费用较低廉，现正逐步得到广大患者的认可。但止痛是一个综合性治疗，神经阻滞术与其他方案配合使用将有更为显著的疗效。

参 考 文 献

［1］ 姜跃进．消化系统疾病介入治疗学［M］．广州：世界图书出版广东有限公司，2012．

［2］ 张春清，王强修．消化系统疾病介入治疗学［M］．北京：人民军医出版社，2011．

［3］ 刘玉金，程永德．肿瘤并发症介入治疗学［M］．北京：科学出版社，2018．

［4］ 徐霖，罗杰，杜恩辅．介入放射学——实用技术与临床应用［M］．武汉：华中科技大学出版社，2017．

［5］ 韩新巍．介入治疗临床应用与研究进展［M］．4 版．郑州：郑州大学出版社，2013．

［6］ 刘吉勇，杨崇美．消化系统疾病介入治疗学［M］．济南：山东科学技术出版社，2002．

［7］ 朱晓玲，董齐．消化疾病血管介入诊断治疗学［M］．沈阳：辽宁科学技术出版社，2008．

［8］ 李天晓．恶性肿瘤介入治疗学［M］．郑州：郑州大学出版社，2000．

［9］ 樊天明．肿瘤研究前沿［M］第九卷．西安：第四军医大学出版社，2010．

［10］ 陈书长．肿瘤的内科治疗［M］．北京：科学出版社，2010．

［11］ 中国医师协会介入医师分会．中国肝细胞癌经动脉化疗栓塞治疗临床实践指南［J］．中华介入放射学电子杂志，2019，7（3）：178-184．

［12］ 王革芳．经导管动脉灌注化疗药物应用原则——中国肿瘤介入专家共识［J］．介入放射学杂志，2017，26（11）：963-970．

［13］ Khoei S, Poorabdollahi R, Mostaar A, et al. Methoxyamine enhances 5-fluorouracil-induced radiosensitization in colon cancer cell line HT29［J］. Cell J, 2017, 19(2): 283-291.

［14］ Xiong Z, Fu Z, Shi J, et al. HtrA1 down-regulation induces cisplatin resistance in colon cancer by increasing XIAP and activating PI3K/Akt pathway［J］. Ann Clin Lab Sci, 2017, 47(3): 264-270.

［15］ Huppert P, Wenzel T, Wietholtz H. Transcatheter arterial chemoembolization (TACE) of colorectal cancer liver metastases by irinotecan-eluting microspheres in a salvage patient population［J］. Cardiovasc Intervent Radiol, 2014, 37(1): 154-164.

［16］ Li C, Gu Y, Zhao M, et al. Phase I trial of hepatic arterial infusion (HAI) of floxuridine with modified oxaliplatin, 5-fluorouracil and leucovorin (m-FOLFOX6) in Chinese patients with unresectable liver metastases from colorectal cancer［J］. Cancer Chemother Pharmacol, 2014, 74(5): 1079-1087.

［17］ Chen M, Yu H, Sun S, et al. Clinical research of percutaneous bilaterel splanchnic nerve lesion for pain relief in patients with pancreatic cancer under X-ray guidance［J］. Int J Clin Exp Med, 2015, 8(11): 20092-20096.

［18］ 徐一，朱莹杰．经肛肠梗阻导管及自扩张金属支架治疗左半结肠癌性梗阻的研究进展［J］．医学综述，2018，24（6）：1087-1091．

［19］ Hague J, Tippett R. Endovascular techniques in palliative care［J］. Clinical Oncology, 2010, 22(9): 771-780.

［20］ Speir EJ, Ermentrout RM, Martin JG. Management of acute lower gastrointestinal bleeding［J］. Techniques in Vascular and Interventional Radiology, 2017, 20(4): 258-262.

［21］ Ginat DT, Saad WE, Turba UC. Transcatheter renal artery embolization for management of renaland adrenal tumors［J］. Techniques in Vascular and Interventional Radiology, 2010, 13(2): 75-88.